RECHERCHES

SUR LA

PROTHÈSE DES MEMBRES

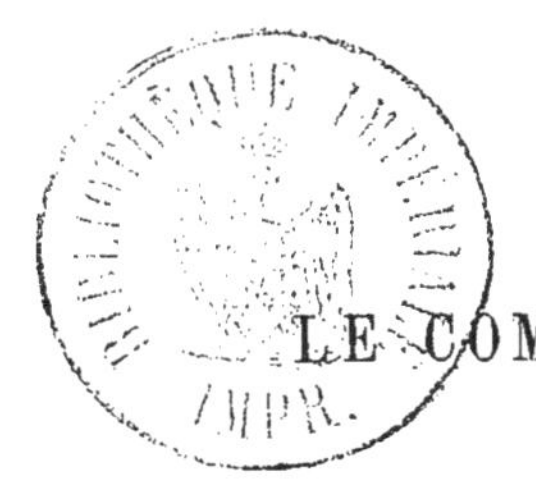

PAR

LE COMTE DE BEAUFORT

> La nécessité nous a con-
> traints à chercher les moyens
> d'imiter Nature et suppléer
> au défaut des membres dé-
> perdus.
>
> AMBROISE PARÉ.

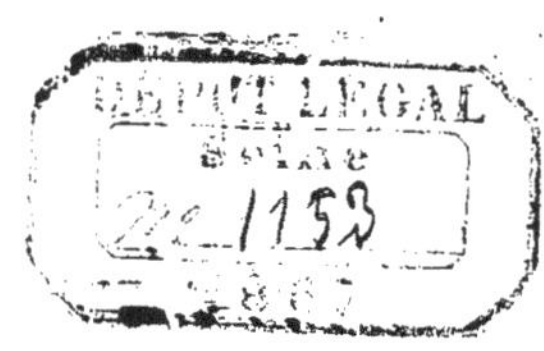

PARIS

P. ASSELIN, SUCCESSEUR DE BÉCHET JEUNE ET LABE

LIBRAIRE DE LA FACULTÉ DE MÉDECINE

Place de l'École-de-Médecine.

1867

AF305463

INTRODUCTION

Cet opuscule s'adresse aux amputés, aux chirurgiens et aux inventeurs ; aux amputés pour qu'ils puissent se rendre compte de la portée des appareils ; aux chirurgiens pour qu'ils aient connaissance, non-seulement de ce qui est dans le domaine public, mais encore de ce qui a été l'objet de quelques expériences isolées ; aux inventeurs, enfin, pour qu'ils soient guidés dans leurs recherches par des tentatives déjà faites ; peut-être, en modifiant un peu le point de vue, découvriraient-ils ce qui est encore dans l'ombre, feraient-ils fructifier ce qui est resté stérile.

La prothèse, du reste, est d'une application tellement individuelle, que ce qui ne convient pas à telle personne, peut, dans les mêmes circonstances, remplir, pour telle autre, toutes les conditions désirables. Certains amputés se refusent à remplacer une grande gêne qu'ils supportent depuis longtemps, par une moindre à laquelle ils ne sont pas accoutumés ; d'autres, au contraire, ne considérant que le but à atteindre, ne se préoccupent pas des difficultés inhérentes à tout changement d'habitude.

Je dois peut-être, avant d'entrer en matière, me justifier de mon apparente présomption ; car donner des conseils, c'est chose grave.

Je vais donc, en quelques mots, dire les causes qui ont déterminé mes recherches : ce sera d'ailleurs répondre à cette question qui m'est si souvent adressée avec étonnement. — mais qu'est-ce qui a pu vous donner l'idée de faire des bras et des jambes mécaniques ?

Habitant une propriété sur les confins d'une ville, j'eus souvent occasion de lutter contre les envahissements de jeunes maraudeurs, et d'inventer, à cet effet, de petits mécanismes qui pussent déjouer leurs ruses, et conserver le calme de la solitude à mes vieilles ruines, où la troupe bruyante aimait à prendre ses ébats.

Le hasard m'ayant favorisé au delà de mes espérances, et la Société des Arts[1] de Londres m'ayant décerné la médaille d'Isis pour un outil que j'ai inventé dans le but

---

[1] *Transactions of the Society of Arts.* Vol. LIII, 1841, page 86.

d'économiser le temps de l'ouvrier, je me suis demandé comment je pourrais utiliser la persévérance qui s'était révélée en moi, dans mes essais mécaniques.

J'ai pensé alors à tout le bonheur que j'éprouverais si je pouvais être de quelque secours à ceux qui, par conformation, ou par accident, sont obligés d'avoir recours à la prothèse pour se suffire à eux-mêmes.

Deux circonstances sont venues développer cette ambition, d'abord l'encouragement que me donna, en 1846, M. Hutin, alors chirurgien en chef de l'hôtel des Invalides, et puis ma nomination, en 1847, d'inspecteur général adjoint des établissements de bienfaisance. J'espérais que cet emploi me mettrait à même d'étendre la sphère de mes expériences ; mais il fut supprimé en 1848.

Mon ambition était d'autant plus légitime que la spéculation a toujours été complétement étrangère à mes efforts.

J'ai constamment publié le résultat de mes travaux, trop heureux si d'autres ont pu s'en approprier quelques parties ; je voudrais que l'on me dépassât, même sur mon propre terrain.

Maintenant que j'ai nettement défini ma position, je vais esquisser, à larges traits, l'historique de la prothèse des membres supérieurs et inférieurs ; indiquer les moyens que j'ai combinés pour pallier autant que possible les effets de la mutilation, ou les vices de conformation ; et donner même une description succincte d'appareils qui ont été expérimentés avec succès, mais qui n'ont pas eu la sanction de la pratique.

L'exposé de mes études peut empêcher d'autres inventeurs de se livrer aux mêmes recherches que moi, et avoir pour effet de valoir à la science l'économie d'un temps plus précieux que le mien.

Peut-être, dans ce résumé, un amputé trouvera-t-il un système qui réponde à ses aspirations, un chirurgien verra-t-il une application inespérée par l'auteur, un inventeur découvrira-t-il la base d'un nouvel appareil.

Si un travail analogue avait existé il y a vingt ans, peut-être aurais-je cherché moins et trouvé plus. Je dois cependant avouer que mes appareils me semblent avoir atteint un degré de simplicité tel, que je suis arrêté par mon insuffisance à concevoir la possibilité de les rendre plus simples encore.

Antiquité de la prothèse.

L'idée de suppléer artificiellement à la perte d'un membre a existé de tout temps; elle figure dans la mythologie. Pélops, fils de Tantale, fut coupé en morceaux et servi à un festin des dieux qui, ayant découvert le crime, jetèrent dans un vase les membres du jeune prince; Clotho l'en retira plus beau que jamais : il ne lui manquait qu'une épaule que Cérès avait mangée ; Jupiter la remplaça par une épaule d'ivoire.

Dans une brochure que j'ai publiée en 1861 [1] , j'ai cité un vase étrusque placé au musée du Louvre. Il représente, disais-je, un homme estropié qui se soutient à l'aide d'un bâton remplissant, à sa partie inférieure, les fonctions d'une jambe de bois.

M. de Longpérier considère que le personnage simule la difformité seulement ; mon appréciation étant de nulle valeur quand elle se trouve en désaccord avec une telle autorité, je la condamne moi-même, hasardant toutefois une simple observation : c'est que le dessin est bien incorrect; car il serait impossible d'enlacer ainsi le bâton avec une jambe qui serait dans les conditions normales.

[1] *Essai sur la prothèse du bras et de la main,* inséré dans le Bulletin général de Thérapeutique médicale et chirurgicale. Tome IX, page 378

M. de Longpérier fait connaître un autre cas de prothèse appliquée à un personnage qui figure dans une mosaïque découverte à Lescar. Du reste, pour donner à ces deux antiquités tout l'intérêt qu'elles comportent, je vais reproduire un article que le savant académicien a ajouté à sa notice sur le Bacchus privé d'un bras, de la collection Féjervary [1].

« Ce n'est pas que les anciens n'aient connu les ampu-
« tations, et même le moyen de remplacer jusqu'à un cer-
« tain point les membres amputés. Les représentations qui
« nous le prouvent sont rares, à la vérité; l'antiquité
« n'aimait pas à reproduire dans les œuvres d'art les
« difformités humaines.

« Cependant **M.** Raymond, archiviste du département
« des Basses-Pyrénées, a relevé l'année dernière la figure
« d'un chasseur muni d'une jambe de bois, qui se trouve
« dans une mosaïque de la ville de Lescar. Une autre
« preuve curieuse, se tire d'un vase conservé au Louvre,
« scyphus qui paraît appartenir à la fin du quatrième siècle
« avant notre ère.

« On voit sur ce vase un satyre dont la jambe droite,
« repliée et pour ainsi dire dissimulée, s'ajuste avec un

---

[1] *Revue archéologique*, 1866.

« bâton que le personnage tient de la main gauche, com-
« binaison qui arrive à imiter une jambe de bois. Cette
« invention comique d'un mime ne serait guère expli-
« cable si elle n'avait pas eu pour raison d'être l'imitation
« d'un état de chose réel. Elle nous semble donc démon-
« trer l'usage des jambes de bois dans l'Italie méridionale
« du moins, contrée à laquelle appartient le vase que nous
« venons de citer. A coup sûr la mosaïque gallo-romaine
« de Lescar ne remonte pas à la même antiquité. »

M. le baron de Witte m'a cité une autre représentation
de la prothèse antique et a bien voulu m'en donner la description suivante : « Vase grec de deux cents ans environ
« avant l'ère chrétienne, montrant un satyre portant une
« jambe de bois. La jambe n'est pas coupée, mais elle est
« appuyée sur un morceau de bois plus gros en haut et
« plus mince vers le bas. »

Percy [1] a vu deux marbres antiques représentant des
soldats revenant de la guerre, les uns chargés de butin,
d'autres portant, dans leur bagage, des jambes de bois.

Il existe encore un morceau de vase antique où figure
un Apollon muni d'une jambe de bois ; mais c'est à la
science archéologique à décider si cette représentation
de la prothèse a été faite à dessein, ou si elle est le

---

[1] *Dictionnaire des sciences médicales.* Article Jambe de bois.

résultat d'un accident qui aurait affecté l'ornementation du vase.

On ne doit pas conclure de l'ignorance où nous laissent les monuments antiques, relativement à la prothèse des membres, que les appareils des époques reculées fussent tous aussi élémentaires que le simple pilon. L'état d'avancement de la prothèse dentaire et oculaire, les instruments chirurgicaux trouvés récemment dans les fouilles de Pompéïes, ne permettent pas une telle supposition. La chirurgie réparatrice était même arrivée à un tel degré de perfection, sous certains rapports, chez les Romains, qu'elle leur fournissait les moyens de faire disparaître les cicatrices, ce qui était alors d'une grande importance; car les affranchis avaient à cœur d'annihiler toute trace des meurtrissures qui, en subsistant, auraient été pour toujours des indices de leur ancien esclavage.

Si les antiquités où figurent des représentations de prothèse sont rares, les témoignages écrits sont plus rares encore.

On rapporte qu'un jeune Lacédémonien [1] ayant perdu une jambe en combattant, la fit remplacer par un scipion ou jambe de bois. Sa mère lui dit : Console toi, mon fils,

---

[1] *Dictionnaire des sciences médicales.* Article Jambe de bois.

tu ne pourras désormais faire un pas sans te souvenir de
ce que tu as fait pour ton pays.

Dans l'histoire d'Hérodote [1], né 484 ans avant l'ère
chrétienne, se trouve le passage suivant :

« Mardonius désirait ardemment commencer la bataille;
« mais les sacrifices n'étaient pas favorables. . . . .
« Il se servait pour sacrifier, à la façon des Grecs, du devin
« Hégésistrate, d'Élée, qui avait fait autrefois beaucoup de
« mal aux Spartiates; ceux-ci l'avaient arrêté et mis dans
« les fers pour le punir de mort..... Il avait les pieds dans
« des entraves garnies de fer. Un fer tranchant ayant été
« porté par hasard dans sa prison, il s'en empara et aussitôt
« il imagina l'action la plus courageuse dont nous·ayons
« jamais ouï parler; car il se coupa la partie du pied qui
« est avant les doigts (*tarsos*), après avoir examiné s'il
« pourrait tirer des entraves le reste du pied..... Il se
« sauva à Tégée, ne marchant que la nuit, et se cachant
« le jour dans les bois, et arriva en ville la troi-
« sième nuit..... Lorsqu'il fut guéri, il se fit faire un
« pied de bois et devint ennemi déclaré de Lacédé-
« mone. »

Le simple énoncé du pied de bois semble indiquer qu'il

[1] Traduction de Larcher, tome VI, page 29.

existait à cette époque des notions de prothèse ; autrement Hérodote n'aurait pas manqué de donner quelques explications de l'appareil qui pouvait être, soit un complément de pied, soit un appareil analogue au pilon. En tout état de cause, l'idée est précise ; il n'en est pas de même dans cette phrase que, deux siècles plus tard, Plaute fit dire au vieillard dans sa comédie des *Ménechmes :*

« Voici le médecin qui prétend avoir remis la cuisse
« d'Esculape et le bras d'Apollon ; dois-je le présenter
« comme médecin ou comme artisan (*medicum an*
« *fabrum*) ? »

PREMIÈRE PARTIE

PROTHÈSE DU MEMBRE INFÉRIEUR

PROTHÈSE DU MEMBRE INFÉRIEUR

Comme il est indispensable d'avoir pour la marche deux points de support et qu'il a toujours été facile de remplacer, dans de certaines limites, celui qui aura fait défaut, on a dû avoir, dès le principe, l'idée d'une espèce de béquille, dont une branche fourchue a sans doute fourni le modèle. On aura eu ensuite la pensée d'y ménager un point d'appui à la hauteur du genou ; d'un tel appareil à une jambe de bois la distance n'est pas bien grande.

A quelle époque s'est-on ingénié à imiter la forme et les mouvements du membre inférieur, c'est ce que l'on ignore.

Ambroise Paré [1] est le premier qui ait décrit des appareils prothétiques. Les résultats qu'il signale prouvent que l'art n'était pas alors dans son enfance ; car il décrit la

[1] Sixième édition de ses OEuvres. Page 901.

jambe des pauvres et la jambe des riches. Déjà la forme naturelle était imitée, et certains mouvements nécessaires à la marche étaient obtenus à l'aide, il est vrai, d'une action qui était en dehors de l'appareil même.

C'est au dix-septième siècle qu'on a songé à donner aux jambes mécaniques des points d'appui divers.

L'historique de la prothèse pour les amputations faites au-dessous du genou a trois phases : dans la première, le point d'appui était pris autour du genou ; dans la deuxième, au lieu même de l'amputation, avec le système des bottines ; dans la troisième, autour du genou et de la cuisse, et à l'ischion.

Il y a eu diverses combinaisons relatives à l'articulation du genou, en vue de donner à la jambe artificielle la flexion après l'achèvement du pas, et d'assurer une rigidité infaillible dans la marche.

Le pied artificiel a été l'objet de nombreuses combinaisons, ses divers mouvements étant déterminés par des ressorts ou par des courroies disposées de certaines manières.

Aujourd'hui les appareils de la plupart des fabricants en renom ne paraissent avoir entre eux de différence réelle que dans leur construction plus ou moins parfaite, et dans l'étendue des points d'appui. Tous renferment les principes du modèle type, et l'agencement des diverses pièces est combiné de manière à produire une heureuse imitation de la nature, et à donner la série des mouvements que fait la jambe pendant la marche. Mais jusqu'à quel point ces mouvements sont-ils effectués au moment utile, c'est là une question importante et neuve que je traiterai lorsque j'aurai passé en revue les moyens les plus simples employés da s la prothèse, et les tentatives que j'ai faites pour venir en aide aux amputés qui ne peuvent pas faire les dépenses inhérentes aux jambes artificielles en métal.

Le pilon ou la jambe des pauvres.

Le plus ancien de tous les appareils prothétiques est le pilon, et c'est celui qui est encore le plus en usage.

Que d'inventions se sont succédé ! Que de perfectionnements ont été tour à tour adoptés et abandonnés ! Que de merveilles la mécanique n'a-t-elle pas espéré réaliser ! Mais l'humble pilon arrive au but, tout en boitant, et laisse derrière lui ses ambitieux rivaux : c'est qu'il a pour lui légèreté et bon marché.

Comme il est important de comparer son action à celle des autres appareils, la théorie de ce moyen de prothèse est développée dans le chapitre du pied artificiel à base convexe, page 19.

Le principal défaut du pilon est l'étroitesse de sa base qui donne peu de stabilité à la marche et fait décrire à la hanche un arc de cercle très-prononcé.

Pour obvier à ces inconvénients, j'ai imaginé les trois appareils suivants :

Pied mécanique à cou-de-pied mobile.

Lorsque la partie représentant le talon dans cet appareil portait le poids du corps, la pression faisait faire, à l'aide d'un levier, un mouvement en avant à une pièce qui, glissant dans une coulisse inclinée vers le sol, s'abaissait légèrement, formait avant-pied et fournissait des points d'appui fixes.

Quand le pas était achevé, le poids du corps n'assujettissait plus la pièce qui, formant avant-pied et sollicitée par un ressort, remontait en glissant dans la coulisse ; c'est-à-dire que l'avant-pied se relevait et permettait à la jambe d'être ramenée en avant sans heurter le sol, ce qui fit dire à M. Arago, lorsque je présentai ce pied mécanique à l'Académie des sciences, le 12 février 1849 :

« Il se produit, avec cette jambe artificielle, un effet
opposé à ce qui a lieu d'ordinaire ; quand le corps appuie
dessus, elle s'allonge, quand il n'y appuie plus, elle se
raccourcit. »

Des expériences furent faites à l'hôtel des Invalides, sur
les ordres du ministre de la guerre ; mais l'appareil, ayant
été jugé dispendieux et sujet aux inconvénients du mécanisme, ne fut point adopté. Toutefois, l'efficacité du principe
fut parfaitement constatée par une dépêche ministérielle,
en date du 2 mai 1850, et dont j'extrais la phrase suivante :

« Il résulte d'un rapport qui vient de m'être adressé, et
« qui a été rédigé par M. le chirurgien en chef de l'hôtel
« des Invalides, que votre appareil a sur la jambe de bois
« ordinaire des avantages réels, en ce qui concerne surtout
« l'allongement du pas, l'étendue des points d'appui et la
« solidité de l'homme. »

Pied mécanique à arc-boutant.

Ce modèle, dont l'objet était de donner un grand degré de moelleux à la marche, portait au montant ou jambe de bois deux articulations, l'une à la cheville, et l'autre à quelques centimètres plus haut. Cette combinaison imprimait à la partie inférieure de l'appareil un mouvement comparable à celui du genou, lorsque le corps prenait son élan au commencement du pas ; ensuite le montant s'arc-boutait contre l'avant-pied qui fournissait des points d'appui quand la jambe avait dépassé la perpendiculaire.

Plusieurs soldats invalides firent l'essai de cet appareil, en présence du chirurgien en chef de l'hôtel, tous attestèrent la facilité et le moelleux de la marche résultant de cette combinaison ; mais tous dirent que le mouvement progressif devançant l'action du pied, mouvement qui se produisait sans le concours de la volonté, leur inspirait un sentiment de défiance.

Ces deux derniers modèles n'ont pas eu la sanction de la pratique [1] ; si je les cite, c'est qu'ils renferment des principes nouveaux , et que les essais ont donné tous les résultats mécaniques espérés.

[1] Un invalide pensionnaire a pourtant fait, un jour, quatre lieues avec le premier modèle, et a prétendu n'avoir ressenti aucune fatigue, le pied mécanique ayant fait, dit-il, la moitié du chemin.

Pied artificiel à base convexe.

J'ai décrit cet appareil dans une brochure que j'ai publiée en 1858, et qui a paru dans le *Progrès*, journal des sciences et de la profession médicales, sous le titre de *Considérations générales sur la prothèse des membres*. Je crois utile d'en citer les passages suivants :

« Si l'art, qui a pour but d'imiter la nature, fait preuve d'impuissance, c'est surtout lorsqu'il doit combiner à la fois l'apparence et l'action.

« La construction des membres artificiels présente peut-être les plus grandes difficultés qu'il soit donné à la mécanique de combattre ; parce que les limites d'espace et de poids sont très-resserrées ; parce que les résultats très-complexes doivent être produits par des moyens excessivement simples.

« Dans la nature, l'harmonie si parfaite du système animal fait disparaître la conscience de la pesanteur réelle des différentes parties du corps ; tandis que tout appareil prothétique, même dans les circonstances les plus favorables, est un simple auxiliaire qui ne rend de services qu'au prix d'un certain degré de gêne.

« Dans les temps les plus reculés, on a cherché à atté-

nuer mécaniquement les inconvénients qu'entraîne la perte
d'un membre.

« M. le baron H. Larrey, dans un rapport à l'Académie
impériale de médecine [1], sur le pied auquel on a bien
voulu donner mon nom, a fait l'historique de la prothèse
des membres inférieurs.

« Par ses savantes recherches, et par la netteté d'esprit
qui caractérise toutes ses productions, il a su donner à son
sujet le plus haut intérêt. Il dit, après avoir parlé des premiers essais :

« Il faut arriver jusqu'à notre Ambroise Paré pour re-
« trouver les premières indications précises des modèles
« d'appareils prothétiques et le type traditionnel du pilon,
« exactement semblable à celui que les hôpitaux fournis-
« sent encore à notre époque. C'est ce modeste pilon que
« Paré appelle *jambe des pauvres*, tandis qu'il désignait
« sous le nom de *jambe des riches* un appareil mécanique
« assez compliqué, applicable à la cuisse. »

« Si le pilon a survécu à beaucoup d'inventions dont il
a été le point de départ, c'est grâce à deux conditions qui
au premier abord paraissent désavantageuses : sa forme et
sa rigidité. Sa forme, parce que c'est celle qui admet le
plus grand degré de légèreté possible ; sa rigidité, parce

---

[1] Rapport sur le pied artificiel de M. de Beaufort. *Bulletin de l'Académie
de Médecine*, t. XVII, page 66.

que c'est une condition qui en rend l'action unique et certaine pour le commencement du pas, ce qui n'a pas lieu avec les appareils articulés appliqués à des personnes qui n'ont pas conservé l'action du genou.

« Le pilon a l'avantage d'agir dans toute sa longueur; c'est-à-dire que, pivotant sur le sol, il fait décrire à la hanche un arc de cercle dont il est le rayon. Mais son peu de contact avec la terre fait que le pas est mal assuré, et que la hanche s'incline fortement vers le sol dès que la jambe de bois n'y est plus perpendiculaire. Cette condition détermine un grand degré de claudication lorsque la marche est précipitée.

« C'est peut-être ici le cas d'appliquer l'observation que j'ai faite sur les avantages ou les défauts des appareils, eu égard aux caractères individuels : ainsi, une personne vive préférera ordinairement un pilon court, qui lui permettra de faire rapidement de petits pas, en boitant, à un appareil plus long qui ferait décrire à la hanche un plus grand arc de cercle, mais qui nécessiterait, de la part de la jambe de bois, un mouvement latéral et semi-circulaire.

« Dans le premier cas, la marche peut être plus prompte, dans le second, moins fatigante.

« L'adoption de l'un des deux systèmes dépendra donc du caractère de l'amputé.

« Je ne peux mieux résumer les avantages et les défauts

du pilon que par cet extrait du rapport de **M. Larrey** :

« Rien de plus simple assurément que la confection de la
« jambe de bois (munie du pilon) qui, par sa solidité, supporte
« sans peine le poids du corps, et se prête à peu de frais,
« lorsqu'elle est usée, à toutes les réparations nécessaires.

« Ajoutons, et c'est peut-être ce qui explique le mieux
« l'emploi si commun du pilon depuis son origine jusqu'à
« nos jours, ajoutons que bon nombre d'amputés, après
« avoir porté, plus ou moins de temps, des membres arti-
« ficiels artistement et surtout chèrement construits, finis-
« sent par y renoncer, soit par ennui, soit par fatigue, soit
« par économie, pour adopter ou pour reprendre le vul-
« gaire pilon.

« Mais on doit reconnaître aussi qu'il offre de réels in-
« convénients. Il porte sur le sol au moyen d'un point
« d'appui trop étroit, et devient une cause fréquente d'ac-
« cidents par les faux pas et les chutes qu'il entraîne. De
« là des lésions diverses du tronc et des membres, ou bien
« la rupture de la jambe de bois ; et lors même que l'amputé
« ne tombe pas, s'il heurte une pierre ou tout autre obstacle
« avec l'extrémité libre du pilon, il est exposé à des chocs ou
« à des contre-coups dans l'extrémité fixe, en rapport avec
« le moignon qui s'excorie, s'enflamme et s'ulcère souvent.

« Ce n'est pas seulement l'étroitesse du pilon qui occa-

« sionne ces accidents, c'est encore la saillie qu'il forme
« et sa rigidité qui ne lui permet pas de se relever assez
« directement et oblige l'amputé à marcher, comme on le
« dit, en fauchant, sinon à déployer un certain effort pour
« faire mouvoir ce levier inflexible. »

« La longueur du pas étant nécessairement en rapport
avec la longueur du rayon, c'est-à-dire avec la ligne rigide
de la jambe, le pilon qui pivote sur la terre a donc, à cet
égard, l'avantage sur la jambe mécanique, dont le rayon
va de la hanche à la cheville seulement, car c'est à ce point
qu'elle pivote.

« Le pied mécanique, par l'étendue de sa base plantaire,
fournit des points d'appui qui donnent de la solidité à la
marche, mais qui n'ajoutent en rien à la longueur du pas.

« Dans le cas d'amputation sus-malléolaire, le mouvement de la partie inférieure de la jambe étant déterminé
par l'action du genou, le pas est beaucoup plus assuré que
lorsque cette articulation est purement mécanique, et certains amputés marchent avec tant de facilité et de prestesse que l'illusion produite par l'art serait complète s'ils
n'étaient obligés de lever le genou d'une manière très-pro-
noncée pour empêcher le pied mécanique de traîner sur le
sol, lorsqu'il est ramené en avant.

« La jambe artificielle et le pilon étaient les deux seuls

moyens prothétiques employés ou adoptés par la science jusqu'en 1851 , époque où **M.** le baron Larrey fit un rapport à l'Académie de médecine, sur un *pied artificiel* de mon invention. Ce nouvel appareil s'adaptant à la jambe de bois ordinaire forme un troisième ordre de moyens prothétiques.

« Il participe à la fois de ses deux prédécesseurs, sans pouvoir être classé ni avec l'un ni avec l'autre. Comme la jambe mécanique, il fournit une surface plantaire assez grande pour assurer le pas ; comme le pilon, il est rigide, par conséquent d'une action certaine, et forme rayon, ou levier, dans toute sa longueur.

« M. Larrey décrit ainsi le pied artificiel dit de Beaufort :

« L'appareil se compose d'un morceau de frêne qui, à
« l'instar du pilon, s'adapte à la jambe de bois ordinaire.
« Cette pièce est fixée à un morceau de bois remplaçant le
« disque du pilon et imitant la forme du pied naturel. Il
« est seulement plus court. La surface plantaire est recou-
« verte d'une semelle et garnie de liége au talon. Elle
« décrit à peu près une courbe qui fournit au membre
« des points d'appui continus pendant que le corps se
« porte en avant, sans que cette courbure soit assez uni-
« forme pour exposer le membre à glisser. Cette remarque
« est utile ici pour prévenir toute objection à cet égard. »

« La base convexe a pour effet :

« 1º De soutenir le corps par les points d'appui gradués pendant toute la durée du pas ;

« 2º D'allonger le pas de l'excédant de la longueur du pied sur le diamètre du pilon ;

« 3º De présenter à la partie correspondant au talon une large surface qui, s'arc-boutant contre la terre, empêche le pied de glisser au commencement du pas ;

« 4º De mettre l'appareil à même d'être ramené en avant après la terminaison du pas, car, à mesure que la hanche se relève de sa légère inclinaison vers le sol, le pied est progressivement rapproché du centre de gravité, et le centre de l'appareil, ou plutôt l'extrémité de la jambe de bois qui termine la plus grande longueur, se trouve perpendiculaire au sol au moment où le corps est tout à fait redressé ;

« 5º De présenter par l'inclinaison du talon une base sur laquelle le corps s'appuie par degrés, lorsque le jarret a conservé encore toute sa force de propulsion. La hanche se trouve ainsi portée graduellement au point où le pas commence seulement dans le cas du pilon, et n'éprouve pas, par conséquent, le choc qui a lieu lorsqu'elle tombe, pour ainsi dire, sur un point d'appui qui se rapproche de la perpendiculaire ;

« 6° D'obvier au mouvement anormal des épaules qui se produit avec l'usage de tout autre appareil lorsque la marche est précipitée. Il est à remarquer que plus le pas est développé, plus l'effet du pied artificiel devient sensible, car la courbe agit comme une série de leviers à la force desquels s'ajoute alors celle de l'élan donné.

« Il est bien entendu que les observations qui précèdent n'ont toute leur valeur qu'autant qu'elles s'appliquent aux amputés qui, par la nature de leurs blessures, prennent leurs points d'appui sans douleur ou sans gêne.

« Dans les cas d'amputation au-dessus du genou, les difficultés inhérentes aux appareils sont amoindries par les facilités que donne la courbe plantaire en allongeant le pas, et en graduant le passage de l'action de la jambe naturelle à celle du membre artificiel.

« Pour constater la solidité qu'elle donne à la marche, un seul fait pourra suffire. Un sous-officier des Invalides, amputé d'une jambe en 1812, éprouva en 1850 un accident qui nécessita l'amputation de l'autre jambe. Quelque temps après l'opération, M. Hutin, chirurgien en chef de l'hôtel des Invalides, désira que le malade pût prendre un peu d'exercice, quoiqu'il ne fût pas encore en état de faire usage d'une seconde jambe de bois. Il n'avait donc pour points d'appui que deux béquilles et un pilon.

« Toutes ses tentatives furent vaines. Ayant vu un pied artificiel, il crut y voir un moyen de succès.

« Le premier essai qu'il en fit dépassa ses espérances, et, à partir de ce moment, il put prendre un exercice quotidien qui le mit bientôt à même d'avoir recours à une seconde jambe de bois munie du pied artificiel, et depuis ce jour il s'est constamment servi du double appareil.

« En comparant les trois systèmes entre eux, on arrive à ces conclusions :

« 1° Que le pilon a sur les deux autres l'avantage de la légèreté, et sur la jambe mécanique la supériorité quant à la longueur du pas et à la solidité de construction ;

« 2° Que la jambe mécanique a sur les deux autres systèmes l'avantage de reproduire la forme exacte de la jambe naturelle, et sur le pilon la supériorité, quant à l'étendue des points d'appui sur le sol, diminuant ainsi les chances de glisser ;

« 3° Que le pied artificiel a l'avantage sur la jambe mécanique pour la solidité de construction ; qu'il l'emporte sur le pilon pour l'imitation du pied naturel, lui étant égal sous le rapport de la solidité ; enfin, qu'il est supérieur aux deux autres systèmes quant à la facilité de la marche, à la longueur des pas qu'il égalise, à la diminution de fatigue qui en résulte, non-seulement pour le moignon muni de l'appareil, mais encore pour la jambe naturelle dispensée ainsi de faire un double effort pour élever le corps sur le pilon ou la jambe mécanique qui, à chaque pas, formant arc-boutant, oblige l'amputé à s'exhausser à l'aide des doigts de pied, et, selon l'expression consacrée, à donner un coup de jarret pour se porter en avant.

« L'excédant de poids du pied artificiel sur celui du pilon est si minime, que dans la pratique on n'a pas recours à la précaution prise d'abord d'évider le pied de bois et d'en garnir l'intérieur de liége.

« Désirant mettre tout le monde à même de faire construire le pied artificiel qui n'a point été l'objet d'un brevet, je vais donner en peu de mots quelques indications sommaires sur sa partie essentielle, la base plantaire.

« Elle peut être comparée à la surface de quatre pilons dont le premier formerait le talon, le deuxième serait le prolongement de la jambe de bois, comme le pilon ordinaire; le troisième et le quatrième constitueraient l'avant-pied.

« Le talon et l'avant-pied doivent chacun décrire une courbe, dont la plus prononcée soit celle en avant. Il faut, par conséquent, en supposant que l'on tire des lignes imaginaires de l'articulation de la cuisse à différents points de

la base plantaire, que la plus longue possible soit celle qui
passe au centre de la jambe de bois et de la partie repré-sentant le pilon or-dinaire ; si elle était soit en avant soit en arrière, ou elle formerait obstacle à ce que le corps fût porté naturellement comme sur une portion de roue, ou elle empêcherait l'appareil d'être ra-mené en avant après la terminaison du pas.

« Plusieurs inva-lides se servent du pied artificiel de-puis cinq ou six ans. C'est à l'initiative si clairvoyante de leur digne chirurgien en chef, M. Hutin, que je dois d'avoir pu faire les
premiers essais de l'appareil. Dans le rapport qu'il en
fit à Son Excellence le ministre de la guerre, en 1851, il
a fait preuve de sa pénétration habituelle, car l'expérience est venue confirmer toutes ses prévisions.

Figure 1.

A. Jambe de bois or-
dinaire.

B. Pied en tilleul avec
une mortaise car-
rée en C qui re-
çoit le montant en
bois de frêne.

D. Large morceau de
liége qui garnit
la partie corres-
pondant au ta-
lon et au pilon
des appareils or-
dinaires.

E. Gaîne en cuir en-
veloppant la par-
tie postérieure du
pied et formant
tige de botte.

Une semelle unie et
une empeigne com-
plètent la garni-
ture de l'appareil.

« Au Val-de-Grâce, une cinquantaine d'amputés, la plupart ayant reçu leurs glorieuses blessures en Crimée, ont été munis de l'appareil. Deux d'entre eux ont perdu les deux jambes.

« Le baron Larrey, dans sa constante sollicitude pour le bien-être du soldat, a non-seulement introduit au premier hôpital militaire l'usage du pied artificiel, mais il en a souvent fait dans ses cours de clinique un sujet de démonstration, en basant toujours sa théorie si claire sur des faits pratiques.

« La Société d'Encouragement [1] a honoré l'invention d'une médaille sur le rapport de M. le docteur Herpin, et l'Académie de médecine a constaté, par son précieux témoignage, les services que rend ce nouveau moyen de prothèse.

« M. le baron Larrey a résumé dans son rapport, si remarquable, toute la portée de l'appareil, toute l'ambition de l'inventeur en disant :

« Il est bon de remarquer que cette transformation du
« pilon en un pied aussi sûr que solide, n'augmente pas
« de beaucoup le prix de la jambe de bois ordinaire. Et
« c'est bien là aussi un avantage réel qui vaudra, selon
« nous, à l'auteur de cette invention le mérite d'avoir uti-

[1] Séance générale du 7 mai 1851.

« lement modifié le modeste et simple appareil prothé-
« tique qu'Ambroise Paré appelait naïvement *la jambe des*
« *pauvres.* »

Son Excellence le ministre de la guerre ayant décidé
que ce pied artificiel serait accordé aux militaires amputés
qui en feraient la demande, on lit dans le *Journal militaire*
officiel, année 1864, n° 14.

« Note ministérielle autorisant l'introduction des appa-
« reils prothétiques de M. le comte de Beaufort dans le
« matériel chirurgical des hôpitaux militaires. »

Ce document donne la description avec gravures de ces
modèles, et se termine ainsi :

« M. le comte de Beaufort n'est pas breveté pour ses
« appareils, il en abandonne libéralement la construction
« au public.

« L'insertion au *Journal militaire* tiendra lieu de notifi-
« cation. »

Une décision analogue fut prise par Son Excellence le
ministre de la marine, le 5 décembre 1864.

Je pourrais citer plusieurs faits qui démontrent l'efficacité de ce moyen de prothèse; un seul suffira :

Un invalide aveugle donnait habituellement le bras à
un de ses camarades amputé d'une jambe.

— Qu'y a-t-il donc? dit un jour l'aveugle, tu marches en ce moment comme tout le monde. — Je venais d'adapter le pied artificiel à son guide.

M. Darciaux, sous-adjudant aux Invalides, chevalier de la Légion d'honneur, *amputé des deux jambes*, s'est servi pendant plusieurs années du pilon : il l'a abandonné pour mes appareils qu'il porte exclusivement depuis quinze ans.

La convexité de la base plantaire peut être utilement appliquée aux chaussures garnies de liége et aux appareils portés par les personnes dont les deux jambes ne sont pas d'égale longueur.

La jambe de bois ordinaire, n'ayant pas d'articulation, est solide et légère, deux excellentes conditions pour la marche ; mais elle est incommode lorsque l'amputé veut s'asseoir, et ce n'est pas encore là son défaut principal.

Elle ne peut être employée que d'une manière très-désavantageuse dans les cas d'amputation sus-malléolaire; car alors l'extrémité du moignon n'étant pas contenue dans l'appareil se trouve exposée à de graves accidents, qui donnent souvent lieu à des réamputations ; aussi plusieurs chirurgiens pratiquent-ils l'opération au lieu d'élection lorsque le malade n'est pas en position de se procurer une jambe artificielle ordinaire.

L'amputation est plus dangereuse aú lieu d'élection qu'aux malléoles ; mais une fois que la guérison a été obtenue, le moignon est à l'abri des chocs dont les conséquences peuvent avoir tant de gravité.

Le chirurgien a donc été obligé de se conformer souvent aux exigences de la prothèse, mais aujourd'hui il la domine complétement. La prudence n'a plus de rigueurs, elle reprend son rôle de douce conseillère.

J'ai imaginé, pour la classe peu aisée, une jambe mécanique qui fait l'objet de l'article suivant.

Jambe de bois articulée.

Dans cet appareil, les montants articulés sont en bois, et l'extrémité inférieure se termine en un pied artificiel à base convexe. La partie supérieure est munie d'une gaîne sur laquelle le cône de la cuisse prend ses points d'appui.

Un tel arrangement combine le principal avantage de la jambe artificielle du riche avec la supériorité qu'offre celle du pauvre sous le rapport de la diminution de poids et de l'étendue de la base plantaire. Ce modèle applicable aux amputations faites au lieu d'élection et au tiers infé-

rieur, ainsi qu'aux désarticulations du genou et de la
cheville, est aussi léger que la jambe de bois ordinaire ; il
en a tous les avantages ; de plus il permet de plier le genou.
Il a été adopté pour les hôpitaux le 14 décembre 1865, par
l'administration de l'Assistance publique, sur le rapport de
M. le docteur Broca dont la prompte sagacité a compris,
tout d'abord, la portée de l'appareil.

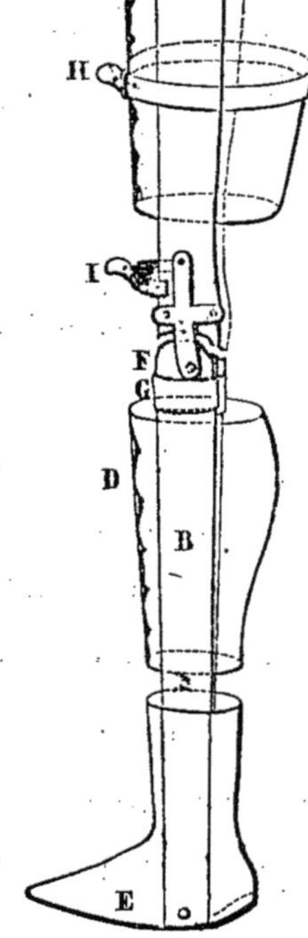

A. B. montant en hêtre.

C. D. gaînes ordinaires.

E. pied à base convexe (page 24) auquel peut être substitué un pilon.

F. articulation du genou.

G. frette en tôle, qui, lorsqu'il est nécessaire de consolider le bois, est placée de manière à remplacer la rondelle incrustée à l'articulation, et se prolonge en T sur la partie supérieure de l'attelle au-dessous du genou.

H. courroie extérieure, pour combattre l'écartement des branches ; elle est supprimée quand les attelles sont fixées à l'intérieur de la gaîne supérieure C.

I. courroie pour assujettir l'appareil au membre quand la jambe est fléchie.

Figure 2.

Chaque montant de la cuisse se termine, à sa partie inférieure, en une mortaise dont les joues sont métalliques : le montant de la jambe s'y emboîte, et articule au moyen d'un boulon rivé à ses deux extrémités. L'œil percé dans l'attelle inférieure, pour le passage du boulon, est fortifié par une garniture tubulaire, et deux rondelles en métal.

Pour les cas d'amputation faite au-dessus du genou, ainsi que de désarticulation du genou, un cercle en métal réunit les deux attelles, et fournit des points d'appui à l'ischion comme dans les jambes mécaniques ordinaires. J'ai chargé de la confection de cet appareil M. Ernest Werber [1] habile orthopédiste, dont l'esprit inventif adopte toujours avec empressement les découvertes utiles en prothèse.

Ayant eu occasion de lui faire appliquer ce système à un amputé dont le genou était ankylosé, et dont le moignon n'avait que quelques centimètres de long, j'ai eu recours à deux crochets, au lieu de verrous, pour assurer la rigidité de la jambe pendant la marche.

Le crochet dont l'extrémité inférieure est taillée en biseau, est fixé au montant supérieur sur lequel il se meut librement, en avant et en arrière, pour saisir ou abandonner un piton rivé au montant inférieur. Un ressort en caoutchouc est attaché à quelques centimètres au-dessous du piton, de manière à maintenir en prise le crochet dont il forme le prolongement, et dont le dégagement ne peut être opéré que par l'action de la main.

Le pied à base convexe réduit à de certaines proportions, peut être mis dans une chaussure : la partie correspondant au talon conserve, en ce cas, toute sa longueur, mais l'avant-pied doit être raccourci de moitié.

J'ai aussi fait faire par M. Werber, une jambe de bois

[1] Rue de la Bourse, n° 9.

avec articulation au genou et à la cheville. Cette modification enlève à l'appareil le bénéfice de la courbe plantaire ; mais elle permet de donner la forme exacte du pied au modèle qui peut être considéré comme intermédiaire entre la jambe articulée du pauvre et celle du riche.

Quand l'appareil est destiné à servir simplement de support à une jambe faible, le pied artificiel est nécessairement remplacé par un étrier en fer auquel les montants sont fixés à leur extrémité inférieure.

Le bois a sur le métal l'avantage de ne pas renfermer de défaut caché ; de plus il permet, par sa légèreté, de donner aux attelles une grande largeur, ce qui augmente considérablement la solidarité entre le moignon et l'appareil.

Dans le premier essai, je ne me suis servi que de montants rigides ; ce moyen de prothèse est d'une simplicité extrême, mais l'articulation du genou a une trop grande importance pour que l'on ne doive pas faire quelques sacrifices en sa faveur : elle pourrait avoir l'inconvénient de rendre l'appareil fragile, si la forme spéciale de la charnière ne venait consolider les montants, et si de légères feuilles de tôle ne donnaient au bois, en l'entourant, une résistance infiniment supérieure à tout effort produit même dans des circonstances exceptionnelles.

Nouveau mode de sustentation à l'ischion.

Pour certains cas où un appareil prothétique s'adapte difficilement au membre inférieur, j'ai imaginé un mode spécial de sustentation.

L'attelle extérieure de la jambe de bois se prolonge jusqu'à l'articulation de la cuisse, et à sa partie supérieure est fixée une large bande de cuir, formant écharpe, qui, reliée à l'attelle inférieure, contourne la cuisse et fournit les mêmes points d'appui que la partie des jambes de bois appelée cuissard ; de plus elle se moule, pour ainsi dire, sur les contours, et agit, par conséquent, sur toute la surface avec une régularité absolue.

Un invalide a fait, à titre d'essai, de longues courses, portant un appareil muni de ce mode de sustentation, et n'en a éprouvé aucun inconvénient.

Le système, du reste, ne lui était nullement applicable, car la nature de son amputation lui permet de se servir du meilleur de tous les points d'appui en prothèse, du genou.

La bande en écharpe convenablement garnie et adaptée à deux attelles rigides terminées par un pied de bois à base convexe, est applicable à toutes les amputations du membre inférieur. La construction de l'appareil est encore plus simple que celle de la jambe à pilon, car deux morceaux de bois propres à faire des montants se trouvent partout, tandis que pour la jambe de bois ordinaire, il faut un morceau de bois léger de certaines dimensions dont l'évidement nécessite des outils spéciaux ; enfin l'appareil est tellement élémentaire qu'il peut être raccommodé, confectionné même au village.

Pour les cas d'amputation au lieu d'élection, la courroie en écharpe serait nécessairement remplacée par des points d'appui fixés aux attelles à la hauteur du genou, et la longueur du montant extérieur serait la même que dans la jambe de bois articulée.

———————

Appareils en bois pour les cas de coxalgie.

Pour rendre la jambe de bois décrite dans le chapitre précédent, applicable aux cas de coxalgie, au point de vue de la sustentation, il suffit de prolonger le montant extérieur jusqu'à l'aisselle, et d'en former ainsi une espèce de béquille articulée à la hauteur du col du fémur (comme cela a lieu dans certains appareils en acier), mais rigide à sa partie inférieure.

La suppression de l'articulation correspondant à celle du

genou, maintient la jambe dans une position donnée ; car il n'y a qu'une manière de marcher avec la jambe roide, tandis qu'avec la jambe articulée, il y en a plusieurs.

Ce modèle, d'un prix minime, a l'avantage de la prompte exécution, ce qui est très-important ; car la cure a d'autant plus de chances de succès, que la tendance à la déformation est plus vite combattue.

Le montant de la jambe transformé en une espèce de béquille articulée peut, avec une bande de cuir en écharpe, être appliqué au cas de la désarticulation de la cuisse.

Nouvelle théorie de la marche à l'aide d'appareils prothétiques.

Je vais terminer mes considérations sur la prothèse du membre inférieur par quelques observations sur la marche effectuée au moyen de jambes artificielles, et sur les conditions que doit remplir tout appareil, pour que les mouvements dans la progression soient en harmonie avec ceux qui se produisent dans la marche naturelle.

Les jambes artificielles ordinaires obligent les amputés à employer certains artifices pour dissimuler, autant que possible, la claudication inhérente à tout appareil dont l'action n'est réelle que lorsque la jambe formant une ligne droite, devient rigide.

Dans cet état, elle pivote à la cheville pendant la marche, et décrit un arc de cercle à la hauteur de la hanche : c'est-à-dire que le corps s'abaisse à mesure que le pas se produit, tandis que dans la marche naturelle, il est maintenu à une hauteur presque uniforme.

Un amputé muni d'une jambe artificielle ordinaire pourrait donc être comparé à une personne qui se servirait d'échasses d'inégale longueur.

Quand on fait de petits pas, tous les appareils dissimulent l'infirmité ; la claudication naturelle même peut ne pas attirer l'attention ; mais il n'en est pas ainsi lorsque le pas se développe.

Les divers systèmes ont eu pour but d'imiter la forme naturelle, et d'en conserver la ressemblance dans les différents degrés de flexion qui se produisent pendant la marche ; mais la forme seule est commune à l'imitation et à la nature ; car, ainsi que je l'ai déjà dit, l'action de l'appareil est limitée à son degré de rigidité ; l'action de la jambe naturelle, au contraire, est très-complexe.

Au commencement du pas normal, la jambe est légèrement fléchie.

A mesure que l'angle du genou devient plus obtus, que

la jambe se redresse, le corps se porte en avant, le pas s'accomplit.

Dans la marche, l'action du genou est pour ainsi dire rétrograde ; lorsque la hanche avance, le genou recule.

C'est ce mouvement alternant de ligne brisée et de ligne droite, de compas qui s'ouvre et qui se ferme dans de certaines limites, que consiste l'action de la marche. Quand le poids du corps porte sur une seule jambe, les points d'appui du pied se trouvent toujours dans la perpendiculaire de l'articulation de la hanche au sol ; c'est ce qui a lieu avec le pied à base convexe ; tandis qu'avec le pied artificiel ordinaire, l'articulation inerte de la cheville fait que ces points d'appui sont, à un moment donné, en arrière de cette perpendiculaire ; et le talon qui, dans la marche naturelle, quitte le sol quand le corps se porte en avant, y reste appliqué tout le temps que dure le pas fait avec un pied artificiel : c'est là, bien évidemment, la cause principale de la claudication.

Pour mettre un amputé à même de se servir, dans des conditions normales, d'une jambe artificielle ordinaire, il suffit de limiter l'articulation de la cheville de manière à donner à l'avant-pied la résistance nécessaire pour supporter le corps quand il s'appuie dessus, la jambe étant légèrement fléchie.

Le changement que cette simple modification porte à la marche produit, dans certains cas, un effet surprenant.

Je citerai un jeune homme dont la jambe gauche à éprouvé un arrêt de développement. Il a ce que l'on appelle communément un pied de biche.

M. Béchard lui fit faire un appareil dont il espérait les meilleurs résultats ; mais contre son attente, la claudication fut excessivement marquée ; alors je donnai au jeune homme certaines indications : après quelques moments d'étude, sa manière de marcher fut complétement changée. M. Béchard surpris de ce résultat si prompt, interpella une personne qui n'avait pas assisté à l'expérience : elle devina que le jeune homme se servait d'un appareil pour la jambe gauche, parce qu'au commencement du premier pas, dit-elle, une certaine hésitation était perceptible ; mais elle avoua que rien, pendant la marche, ne décelait la jambe artificielle.

Il est évident que l'action du genou et celle de l'avant-pied se combinent dans les conditions normales de la marche.

On cite souvent des personnes qui ont pu sauter, courir, danser avec une jambe de bois, ou une jambe articulée ; mais en réalité l'appareil ne leur servait que de support, et la jambe naturelle effectuait seule les mouvements variés nécessaires à l'élan ; car, si on y substituait par la pensée un second appareil, on concevrait facilement l'impossibilité du tour de force.

Je ne puis mieux faire pour donner une théorie complète de la prothèse du membre inférieur, que de transcrire une lettre que voulut bien m'adresser monsieur de la Hayrie, ancien capitaine adjudant-major au 74e régiment de ligne ; le 19 avril 1854, il reçut, devant Sébastopol, une glorieuse blessure qui nécessita la désarticulation du pied.

Quimperlé, 20 octobre 1865.

« Monsieur,

« Je m'empresse, à mon retour de la campagne de vous
« transmettre les divers renseignements que vous me de-
« mandez par votre lettre du 14 ; je regrette de n'avoir pu,
« par suite de cette absence, vous les adresser aussitôt que
« je l'eusse désiré.

« Je suis de plus en plus satisfait de mon nouveau sys-
« tème d'appareil si heureusement transformé par M. Bé-
« chard d'après vos excellentes indications, et je crois qu'il
« est impossible de le perfectionner davantage. Je suis ar-
« rivé, au moyen du point d'appui que vous m'aviez con-
« seillé sur la cuvette, à porter en avant la jambe ployée,
« comme dans la marche naturelle, et à faire, presque sans
« fatigue, des courses extraordinaires. J'ai fait, par exemple
« l'année dernière, en visitant les côtes de Douarnenez,

« sept lieues de suite sur des falaises presque impraticables,
« et il m'arrive, à chaque instant, dans la saison de la
« chasse, de faire des journées complètes de six heures du
« matin à six heures du soir ; j'en souhaiterais autant à
« tous mes camarades d'infortune.

« J'ai renoncé pour toujours à l'ancien point d'appui de
« l'ischion qui est extrêmement incommode et douloureux,
« surtout en été : le poids du corps ne portant que sur un
« seul point, tandis qu'avec le nouveau cuissard qui est
« très-souple et beaucoup plus court, il se répartit égale-
« ment sur tout le cône de la cuisse par la tension des mus-
« cles ; le cuissard ne doit pas être serré, de sorte que la
« pression des muscles n'ayant lieu que lorsqu'on appuie,
« il n'en résulte pas de fatigue.

« Je crois aussi qu'il est indispensable que la guêtre de
« la jambe soit très-juste, et aussi haute que possible (la
« mienne va jusqu'à la rotule) afin que les points d'appui,
« surtout en montant, se répartissent sur toute la longueur
« du tibia.

« Je me sers, depuis près d'un an, d'un pied en sycomore
« que j'ai fabriqué moi-même, et dont je suis enchanté.

« C'est un bois fort dur et presque aussi léger que le til-
« leul. J'y ai adapté, pour le jeu des articulations, des cordes
« à boyau réunies par un morceau de tissu de caoutchouc

« qui cède lorsque les cordes se tendent, et leur donne,
« par conséquent, l'élasticité qui leur manque ; c'est un
« système inusable, et d'une simplicité remarquable.

« J'ajoute, pour me résumer, que cette nouvelle jambe
« est aussi commode que l'autre l'était peu ; aussi ne puis-je
« m'empêcher de vous renouveler ici l'expression de toute
« ma reconnaissance, car, sans vous, je n'aurais jamais
« songé à tous ces perfectionnements dont vous seul m'avez
« donné l'idée. J'ose espérer, Monsieur, que quelque in-
« complets qu'ils soient, ces renseignements vous seront
« de quelque utilité ; du reste, je suis entièrement à votre
« disposition, et si mon appareil peut vous être utile, je
« vous l'adresserai immédiatement, enchanté de faire pro-
« fiter d'autres personnes de tous ces petits perfectionne-
« ments dont l'honneur vous revient.

« Veuillez agréer, Monsieur, l'assurance de mon profond
respect.

« H^{RT} DE LA HAYRIE. »

Cette lettre résout, avec une netteté admirable, les
questions principales, et donne de très-intéressants aper-
çus de détail. L'auteur est beaucoup trop modeste. Il me
fait l'honneur de ses propres inventions ; j'ai simplement réglé l'articulation de la cheville de manière que

l'avant-pied lui fournît des points - de résistance calculés pour les exigences de la marche normale.

Il a bien voulu me permettre de le présenter au Conseil de santé des Armées, et il a développé ma nouvelle théorie de la marche à l'aide de la prothèse, avec cette intelligence qui devine, tout d'abord, la portée d'une idée neuve, et qui la met en pratique avec un succès qui étonne même l'auteur.

Dans les cas d'amputation au-dessus du genou, il faut, pour que l'on puisse commencer le pas avec la jambe fléchie, relier, au moyen d'une courroie, le talon à une pièce fixée aux branches supérieures en avant du genou, de manière que cette courroie formant une ligne droite, passe contre le pivot de l'articulation. Elle rencontre, quand la jambe est légèrement fléchie, un point de résistance excentrique également fixé aux branches supérieures, devient alors une ligne brisée, et limite, par conséquent, la flexion.

Lorsque le corps ne pèse plus sur l'appareil, un ressort en caoutchouc agit latéralement sur la courroie, la dégage et la ramène contre le pivot de l'articulation. Cet artifice a donc le double effet de roidir la jambe artificielle, ou de laisser l'articulation du genou libre, selon les exigences de la marche.

SECONDE PARTIE

PROTHÈSE DU MEMBRE SUPÉRIEUR

PROTHÈSE DU MEMBRE SUPÉRIEUR

L'époque à laquelle les premières tentatives furent faites dans le but d'atténuer, par la prothèse, la perte d'un bras, ne nous est pas connue.

L'appareil décrit par Ambroise Paré était très-lourd ; celui dont Gœtz de Berlichingen se servit dans les combats, au seizième siècle, et qui lui valut le surnom de *Main de fer*, pesait trois livres ; celui que confectionna Baillif n'en pesait qu'une ; dans les deux derniers modèles la flexion des doigts s'obtenait au moyen de ressorts en spirale.

Grœfe agissait sur la main artificielle à l'aide d'une courroie attachée au corps : cet artifice a été depuis employé de manières diverses, tant pour l'usage auquel il a été adapté, que pour les points fixes du tirage.

Dans ces différents essais de bras mécaniques, le progrès

est visible ; la question était à l'étude ; mais le problème était loin d'être résolu ; le sera-t-il jamais ?

La main, ce chef-d'œuvre de mécanisme naturel, a évidemment avec le cerveau, mille relations qui nous échappent. La volonté agit sur tel ou tel nerf ; l'action du poignet, du bras, tout se combine en même temps. Un objet tombe de nos mains, aussitôt les mouvements sont ceux que la réflexion aurait indiqués, si l'accident avait été prévu. Lorsque la pesanteur ne précipite pas trop la chute, l'objet est ressaisi.

C'est donc la liaison intime entre le cerveau et les moyens d'action qui constitue la puissance merveilleuse de la main.

Chercher à obtenir par le mécanisme un résultat qui, sans même approcher de celui de la nature, puisse y avoir quelque analogie, me paraît une bien grande ambition.

Pour qu'une main artificielle soit réellement utile, il faut que son action soit limitée à ce que peut produire un seul mouvement effectué toujours de la même manière ; car toute combinaison devient une cause de préoccupation à laquelle on peut bien se soumettre pour un temps ; mais on s'en affranchit tôt ou tard, à moins d'avoir un intérêt spécial à faire des tours de force.

De même que les moyens à employer doivent être aussi simples que possible, de même, l'action purement élémentaire de l'appareil doit être limitée à saisir, retenir, et abandonner.

Avant de décrire le bras artificiel que j'ai combiné de manière à obtenir la plus grande simplicité que j'aie pu imaginer, et la plus grande utilité que me paraisse offrir la prothèse appliquée au membre supérieur, je vais donner un aperçu de différents systèmes que j'ai expérimentés.

Bras artificiel à pédale avec main à doigts rigides.

En 1855, j'ai présenté au conseil de santé des armées et à la société de chirurgie un jeune homme amputé du bras gauche au-dessus du coude et muni d'un appareil dont la partie formant avant-bras était mise en mouvement par l'action d'une pédale qui, pressée contre une plaque adaptée à la poitrine, près de l'aisselle, abaissait une bride à charnière et, par suite, faisait faire un mouvement de bascule à une pièce fixée à l'articulation du coude et solidaire de l'avant-bras.

L'action, graduée ou précipitée à volonté, s'y produisait avec facilité à tous les degrés d'élévation du moignon, et de la même manière dans toutes les circonstances.

L'action de la main fixée à cet appareil consistait dans le mouvement du pouce qui était maintenu dans un état de pression contre les doigts à l'aide d'un ressort, dont l'effet pouvait être momentanément suspendu par la traction d'une corde à boyau attachée à la bretelle, et qui glissait sur une poulie fixée à l'arrière de la partie supérieure de la gaîne. L'élévation de l'épaule déterminait une traction de la corde sur le pouce qui s'écartait des doigts pour saisir un objet. L'abaissement de l'épaule rendait au ressort son action et maintenait l'objet en prise.

Bien que les appareils simples me parussent les seuls avantageux, je crus devoir étendre mes recherches sur les effets qui peuvent être obtenus en prothèse à l'aide de moyens compliqués.

Main artificleile s'ouvrant et se fermant alternativement par un seul mouvement de tirage.

En 1858, j'ai présenté à l'Académie impériale de médecine et à la société de chirurgie une main artificielle dont le pouce et les doigts articulés étaient attachés, dans l'intérieur de l'appareil, à un châssis mobile, par des fils de fer agissant comme fléchisseurs ou extenseurs, selon que le châssis montait ou descendait.

Cette pièce était mise en mouvement par deux cames glissant dans des coulisses non parallèles. Ces cames étaient liées entre elles de telle façon que lorsque l'une montait, l'autre descendait, déterminant ainsi le mouvement de va-et-vient du châssis dont elles étaient solidaires. Elles étaient, elles-mêmes, mises en mouvement par une ancre qui entrait en prise alternativement avec l'une ou avec l'autre, chaque fois qu'elle était sollicitée par une corde de traction dépendante du mouvement de l'épaule, lequel produisait deux effets opposés, en se répétant ; il ouvrait d'abord la main, puis la refermait, *et vice versâ*.

Divers systèmes de mains artificielles.

J'ai fait plusieurs modèles de mains artificielles à doigts rigides ; je me bornerai à donner un aperçu des suivants :

1° Une pièce excentrique formant verrou, et à laquelle était attachée une corde de traction, fixait, à un degré voulu, l'écartement du pouce, et faisait ainsi de la main une pince dont on ne pouvait dégager un objet saisi que par un mouvement d'épaule qui agissait sur la corde de traction ;

2° Un léger poids autour duquel s'enroulait un lacet d'une certaine manière, empêchait le recul du pouce lorsque l'avant-bras faisait un mouvement de rotation dans un sens déterminé ; le mouvement opposé dégageait l'objet saisi ;

3° Le pouce attiré vers l'index par un ressort en caoutchouc était, au moyen d'un lacet, mis en rapport avec l'annulaire qui dépassait les autres doigts ; il suffisait de l'appuyer contre un corps résistant, une table par exemple, pour produire l'écartement du pouce, et pour mettre, par conséquent, la main dans les conditions voulues pour la préhension. Dès que la pression cessait, le pouce était de nouveau sollicité par le ressort vers l'index ;

4° Le pouce, à articulation libre, s'ouvrait ou se fermait selon la position que la rotation du poignet donnait à la main artificielle. L'appareil pouvait tenir un objet léger à surface lisse, ou un objet lourd, à rebords ;

5° Le poignet articulé était maintenu dans une certaine position, au moyen d'un ressort en caoutchouc. Lorsqu'on l'appuyait sur une table, la main s'inclinait vers l'avant-bras ; mais le pouce qui était fixé au bras par une corde à boyau, ne pouvait pas suivre ce mouvement ; il en résultait un écartement entre l'index et le pouce dont l'extrémité inférieure glissait sur la table contre laquelle les doigts étaient appuyés.

L'appareil pouvait, dans cette position, saisir un objet et le maintenir en prise, par l'action du ressort qui ramenait l'index vers le pouce lorsqu'on n'exerçait plus de pression sur la main.

Dans les essais auxquels ils ont donné lieu, ces cinq appareils ont fourni les résultats espérés ; mais ils ne conviennent qu'à certaines individualités.

Bras artificiel automoteur.

Au mois de décembre 1859, j'ai présenté à l'Académie impériale de médecine et au conseil de santé des armées un bras artificiel dont la partie inférieure était mise en mouvement par le jeu d'un ressort en caoutchouc, agissant en excentrique sur l'articulation du coude.

Lorsque le bras tombait naturellement le long du corps, la main, pesant sur l'axe du coude, suspendait l'action du ressort.

Quand, au contraire, la partie supérieure du bras faisait

un mouvement ascensionnel, le coude s'éloignait du corps, et son axe se rapprochait de la perpendiculaire ; position dans laquelle le poids de la main se traduisait en simple frottement sur les pivots du coude ; le ressort reprenait alors son action et faisait fléchir l'avant-bras sur l'humérus.

On peut obtenir ce résultat avec un plus grand degré de force au moyen de deux ressorts agissant alternativement, l'un pour élever, l'autre pour abaisser l'avant-bras selon la position du coude ; mais en pratique, un seul est employé, vu la simplicité de son application.

L'effet obtenu est le résultat, ou la conséquence d'un mouvement naturel dont il est la continuation.

Une personne amputée, qui essayait ce système pour la première fois se croisa les bras en disant : « Je ne sais pas comment le mouvement se produit, mais je veux le faire, et je le fais. »

Une autre personne, née avec un bras dont la partie inférieure se termine au-dessous du coude en un moignon très-court, ne pouvait pas faire agir un appareil ordinaire que M. Béchard venait de lui poser. L'application du système automoteur lui permit, à l'instant même, d'élever l'avant-bras au point où le moignon put entrer en prise : le mouvement se produisit naturellement pour ainsi dire, car elle ne crut pas à l'intervention de la mécanique ; mais force fut de se rendre à l'évidence : on détendit le ressort, aussitôt il lui fut impossible d'agir sur l'avant-bras ; on fit fonctionner de nouveau le ressort, et l'appareil obéit à la volonté.

Tout récemment, M. Werber ayant à construire un bras artificiel pour une jeune Espagnole qui a subi la dés-articulation du coude droit à l'âge de six mois, eut recours à mon système.

La jeune personne fut très-étonnée de l'effet produit par la simple application d'un ressort en caoutchouc. Elle s'était toujours servie d'un appareil inerte qui nécessitait l'inter-vention de la main gauche.

Aujourd'hui, sans le moindre changement dans ses ha-bitudes, elle imprime des mouvements à l'avant-bras, et porte la main artificielle au front sans se préoccuper des moyens qui mettent l'appareil en jeu.

Si le moignon est trop court pour que le bras artificiel puisse y être attaché solidement, si le poids de la main, tend à faire tourner l'appareil, il suffit d'une courroie fixée à la bande qui assujettit le bras, ainsi qu'à la gaîne supé-rieure au point de l'articulation de l'épaule, pour maintenir l'appareil pendant le mouvement ascensionnel.

Bras et main mécaniques à mouvements variés.

Le 18 décembre 1860, j'ai présenté à l'Académie [1] impériale de médecine, M. Alphonse L..., pianiste compositeur amputé de l'avant-bras gauche : il était muni d'un bras artificiel de mon invention construit par M. Béchard.

Les mouvements de la partie inférieure de l'appareil étaient produits, pour l'abaissement, par le moignon, et pour l'élévation, par un ressort en caoutchouc, l'extrémité du moignon ayant conservé à sa surface intérieure un certain degré de sensibilité qui nécessitait une large échancrure dans la gaîne.

Malgré ce désavantage, M. L... s'est servi de l'appareil avec une adresse merveilleuse.

Il exécutait tous les mouvements qui lui étaient demandés, et faisait agir les doigts artificiels d'une manière d'autant plus frappante, que le jeu en était varié ; ouvrant d'abord l'index, puis le médius, ensuite l'annulaire, enfin le pouce qui s'effaçait de manière à ce que l'intérieur de la main formât une surface plane.

[1] *Bulletin de l'Académie de médecine*, 19 décembre 1860.

Il était tellement maître du tirage, à l'aide duquel il agissait sur la main, que personne n'a pu deviner le moyen qu'il employait pour faire mouvoir les doigts.

Un savant professeur, qui a fait des travaux célèbres sur l'action des muscles, désirait se rendre compte de l'artifice auquel M. L... avait recours. Après avoir cherché longtemps inutilement, il voulut voir fonctionner l'appareil à découvert. Même dans cette condition-là, le problème ne put être résolu.

Voici l'explication de ce qui, en apparence, était un tour de force; en réalité, ce n'était qu'une preuve d'intelligence de la part de celui qui effectuait cette prestidigitation.

M. L... préparait la tension de la corde de tirage de manière à atteindre la limite extrême de l'inaction ; le moindre effort déterminait alors le jeu des doigts artificiels, grâce à la puissance du système de traction décrit dans la brochure intitulée : « *Prothèse du bras et de la main.* »

Je reproduis page 62 l'explication de ce mode de tirage.

M. L... ouvrait d'abord l'index, puis à la volonté de l'examinateur, il complétait, par un mouvement inappréciable, le mouvement commencé, en ouvrant les autres doigts ; ou bien, il cédait un peu à la courroie et permettait à l'index de se refermer.

Lorsqu'après avoir placé les mains sur les différentes parties de la courroie successivement, le savant professeur finissait par les embrasser toutes simultanément, M. L... agissait par le mouvement de la respiration, ou plutôt par le gonflement de l'abdomen.

Il savait, avec la même adresse, se servir de l'apppareil pour saisir un objet, le présenter avec grâce en arrondissant le poignet, développer, avec les bras et les mains, les mouvements de la natation, ramasser une allumette... et tout cela sans étude, par une sorte d'intuition.

Il s'est présenté à l'Académie de médecine, tenant son parapluie d'une main et son chapeau de l'autre. Il a fait agir le bras et la main mécaniques de manière à prouver combien il était maître de l'appareil, portant un verre à la bouche, écrivant son nom, et désignant même du doigt, un objet quelconque.

Il produisit une telle illusion, qu'un des académiciens exprimant sa surprise demanda spirituellement si les deux bras étaient pareils, et qu'un autre dit après la séance, en accentuant à dessein son néologisme : « Je suis encore dans *l'émerveillement !* »

Figure 3ᵉ représentant le bras artificiel automoteur et le
système de tirage.

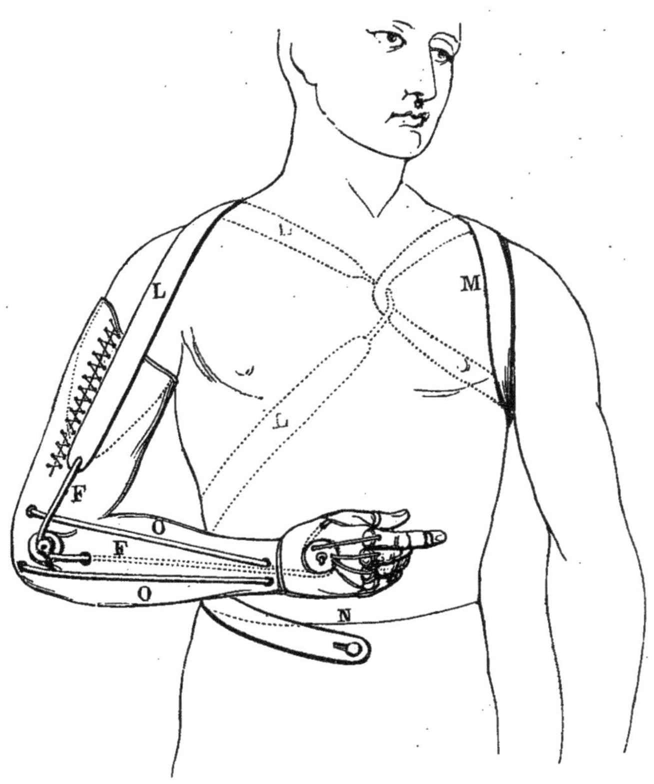

Figure 3.

La main artificielle est montée sur un pivot placé en oblique sur le poignet ; elle donne ainsi un mouvement de supination complexe ; car elle s'élève en même temps qu'elle

se rapproche du corps, ce qui dispense d'un mouvement spécial pour produire la rotation du poignet.

Les doigts sont maintenus dans un état de flexion par des ressorts en caoutchouc qui, placés dans l'épaisseur de la main, sont fixés à l'intérieur du poignet et aux premières phalanges.

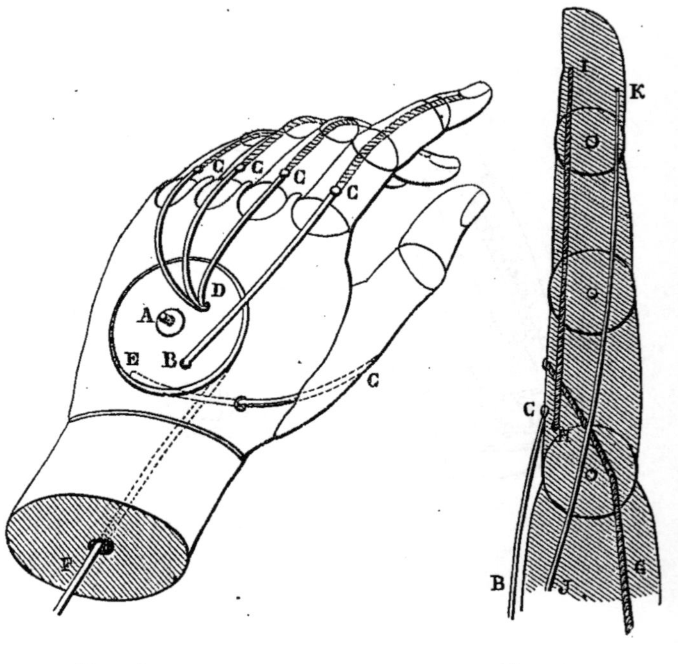

Figure 4.

Figure 5.

Les cordes à boyau BC et DC (*fig.* 4) sont attachées à la surface dorsale de ces mêmes phalanges et sont fixées à une poulie A qui reçoit le mouvement de la corde à boyau **F**. A cette corde aboutit la courroie motrice **L** (*fig*. 3) ; celle-ci, fixée, à son extrémité opposée, au bouton **N** placé sur le devant de la ceinture du pantalon, glisse dans une embrasse **M** portée par l'épaule saine, et, passant sur l'épaule opposée, s'attache enfin à la corde déjà mentionnée dont le trajet s'effectue par l'axe du coude et le centre du poignet, jusqu'à la gorge de la poulie **A** (*fig*. 4). Cette disposition permet d'utiliser les divers mouvements du corps lorsque le dos se voûte ou se cambre.

Quand on veut ouvrir la main, on arrondit les épaules en prenant une pose qui tende la courroie **L** (*fig*. 3) dans tout son parcours : cette condition préparatoire suffit pour qu'un mouvement imperceptible de l'épaule ou du bras détermine ensuite le jeu des doigts; quand, au contraire, le corps n'offre aucune résistance à la courroie, le bras peut faire librement tous les mouvements, sans affecter aucunement la main.

On comprend que la traction qui vient d'être décrite fasse mouvoir les doigts par l'intermédiaire de la poulie **A** (*fig*. 4) et des cordes BC, DC, agissant d'abord sur l'index par la corde BC qui, à son maximum de tension, s'enroule autour du pivot **A**.

Rien ne s'oppose donc, à ce que la poulie continue à tourner. Les cordons DC, auxquels sont attachés les autres doigts, fonctionnent à leur tour de la même manière ; enfin, le pouce est entraîné par la continuation du mouvement de la poulie au moyen de l'attache E C.

Dans ce modèle, j'ai donné aux premières phalanges des doigts leur longueur normale, contrairement à l'usage qui les articule au tiers de leur longueur, et qui établit ce que l'on appelle de fausses phalanges, par le fait desquelles les doigts, en se redressant, présentent une brisure ; c'est-à-dire une difformité.

Explication de la gravure 5 figurant un des doigts vu en coupe longitudinale.

G ressort qui fait fléchir le doigt.

H I ressort tendant à maintenir le doigt redressé.

J K corde à boyau fixée, par ses extrémités, à la main et à la dernière phalange.

Cette corde, dont le point fixe J est excentrique par rapport à la rotation du doigt, fait fléchir les phalanges supérieures, lorsque la première s'abaisse.

Les doigts, dans l'état de flexion, se touchent à leur extrémité supérieure, tandis qu'ils s'écartent graduellement en se redressant, comme cela a lieu dans la nature.

Certaines combinaisons peuvent donc varier le jeu des doigts artificiels à phalanges mobiles, de manière à produire les mouvements divers du poignet et de l'avant-bras, en imitant la nature; mais toutes ces difficultés vaincues nécessitent des artifices qui affaiblissent les moyens d'action, et entraînent de fortes dépenses.

Le merveilleux, d'ailleurs, ne s'obtient qu'au prix de certains sacrifices; aussi ne doit-on y avoir recours que lorsqu'il est indispensable, non-seulement de dissimuler une mutilation ou une difformité, mais encore de dérouter le regard scrutateur par la variété et le naturel des mouvements que peut fournir la prothèse.

Que j'aime bien mieux les appareils simples, destinés à rendre de modestes services, qui n'occasionnent ni gêne ni préoccupation! Les principes élémentaires de leur construction les mettent à la portée de toutes les bourses.

Ce fut donc avec une vive satisfaction que après avoir étudié toutes les ressources de la complication, je revins à mon point de départ.

Avant-bras artificiel à doigts rigides et à pouce mobile.

Ce système, auquel je me suis arrêté définitivement à l'exclusion de tout autre, réunit, il me semble, les conditions les plus désirables : utilité, force et simplicité.

On peut m'objecter que la rigidité des doigts est en désaccord avec la nature, qui, dans l'acte de préhension, fait mouvoir simultanément le pouce et les doigts ; mais, comme je l'ai déjà dit, je n'ai nullement la prétention d'imiter la nature ; je veux seulement donner à une pince la forme de la main, forme qui, même avec des doigts rigides, se prête merveilleusement à la prise de la plupart des objets.

Le pouce, articulé à sa base, est pressé contre l'index et le médius par un ressort en caoutchouc fixé par une de ses extrémités à la partie représentant la première phalange du pouce, et par l'autre, à la gaîne formant avant-bras. On peut, au moyen d'une corde de traction, écarter le pouce des doigts dans toutes les positions du bras, par conséquent, saisir un objet placé dans un tiroir, ou bien suspendu en l'air, comme une fleur sur sa tige.

Le ressort produit, à tous les degrés d'écartement, une pression suffisante pour maintenir en prise un corps anguleux ou lisse.

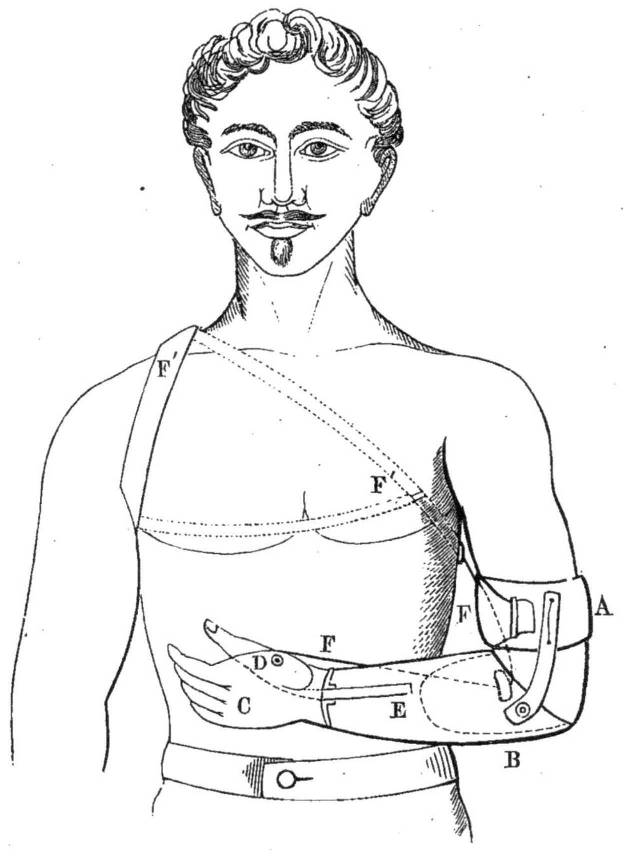

Figure 6.

AB brassard et gaîne ordinaires.

C main en bois de tilleul.

D articulation du pouce.

E ressort en caoutchouc.

FFF corde de traction se fixant par une de ses extrémités à la face extérieure du pouce, et se terminant, à l'autre, en un étrier, qui embrasse l'épaule opposée. Cette corde qui passe dans une coulisse placée sous le coude, étant un peu plus courte que le bras, se tend dès que la main artificielle est portée vers un objet à saisir. Il suffit alors d'un très-petit mouvement d'épaule en avant pour écarter le pouce des doigts.

L'absence de mécanisme fait que ce modèle n'est pas susceptible de dérangement, et que tout accident peut être réparé au moyen de colle forte et de pointes.

Dans le cas de la désarticulation du poignet, l'embrasse A devient inutile ; car une simple courroie à boucle, serrant la gaîne à la moitié de sa hauteur, suffit pour maintenir l'appareil que, du reste, l'action du tirage tend à relever.

M. Béchard, toujours désireux de faire progresser son art, mit à me suivre dans la voie de la simplification le zèle éclairé dont il m'avait donné des preuves dans la fabrication des bras artificiels compliqués.

Diverses applications de l'appareil.

Figure 6, page 67.

Au mois de mai 1862, j'eus occasion de faire une intéressante application de ce moyen de prothèse. M. le baron Larrey voulut bien me recommander un héros de Crimée qui avait perdu ses deux mains à Sébastopol.

M. de Fremond, ancien capitaine d'artillerie, a été amputé du bras gauche, et a subi une désarticulation du poignet droit. Le moignon du bras gauche conservant encore un certain degré de sensibilité douloureuse, il y adapte simplement une gaîne dont l'extrémité inférieure lui fournit un utile point d'appui.

Le moignon droit est muni d'un appareil complet.

Pendant six ans il s'est servi d'une main artificielle ordinaire dont il savait tirer parti, grâce à son intelligence si exercée.

Quelque minimes que fussent les ressources de l'appareil inerte, il craignait que celles-là même pussent lui manquer dans l'emploi du nouveau système; aussi pour le rassurer à cet égard, je modifiai mon invention, articulant les doigts, et plaçant, dans la paume de la main artificielle un écrou auquel pût être vissée une cuiller ou une fourchette, ainsi que cela a lieu pour les appareils ordinaires; mais bientôt il me pria de faire disparaître ces modifications, et au bout de peu de jours, il ne restait plus rien de l'ancien système; mon principe fut adopté dans toute sa simplicité, et j'en confiai l'exécution à M. Béchard. Avec le nouvel appareil, M. de Fremond put tout d'abord se servir lui-même dans maintes circonstances où, jusqu'alors, il avait été obligé d'avoir recours à une main dévouée, mettre l'appareil sans aide, etc., etc.

Du reste, l'attestation ci-contre qu'il a bien voulu autographier lui-même, intéressera plus que tout ce que je pourrais dire, et me justifiera, j'espère, d'avoir donné à l'appareil le nom de bras artificiel utile.

Une observation que j'ai eu occasion de faire plusieurs fois, c'est que les amputés qui écrivent au moyen de la prothèse, retrouvent, après un certain temps, leur ancienne manière de former les lettres.

Je soussigné ancien capitaine d'artillerie
amputé des deux bras à Sébastopol, Receveur
des Finances, demeurant à Paris avenue Victoria
n°9, certifie que je me sers uniquement et
exclusivement depuis plus de quatre ans de la main
mécanique de Monsieur le Comte de Beaufort,
lequel appareil m'a offert de sente mille facilités
nouvelles qui ont triomphé sans peine de la
routine empruntée durant six années à un
système tout différent et m'est devenu, par ses
ressources en quelque sorte illimitées, d'un usage
instinctif, au point de me faire parfois oublier
mes membres absents et de me laisser l'intime
conviction qu'il est à tout jamais impossible
de réaliser pour moi plus grande utilité
jointe à plus de simplicité et de solidité

Paris le 23 octobre 1866.

C. de Fremond

L'idée d'avoir adouci un peu la cruelle position que la gloire a faite à cet officier pourrait être, à elle seule, la récompense de tous mes travaux. J'avoue même très-humblement que cette heureuse pensée me préoccupe peut-être plus que la modestie ne devrait le permettre ; mais comment ne pas se réjouir d'avoir été un humble instrument de bien-être pour un si noble caractère dont la résignation simple et digne m'a toujours vivement impressionné. On éprouve de la sympathie pour celui qui souffre en exhalant des plaintes ; mais à ce sentiment vient s'ajouter encore l'admiration, quand la douleur est silencieuse.

Au mois de mai 1863, un général d'artillerie me recommanda un de ses anciens canonniers nommé Foison, dont la terrible mutilation est presque équivalente à une double amputation. Une bombe, en éclatant, l'a privé de la main gauche et lui a enlevé le pouce de la main droite dont les doigts sont ankylosés.

Je lui fis faire, par M. Béchard, un bras artificiel semblable à celui du capitaine de Fremond ; après plusieurs mois d'usage, le ministre de la Guerre lui en fit don.

L'ancien canonnier était alors à l'hôtel des Invalides ; mais au bout d'un an, se trouvant, grâce à la prothèse, en état de se suffire à lui-même, il fit liquider sa pension, et retourna dans sa province.

Étant un jour dans un café, un étranger lui dit : Vous n'êtes pas toujours resté à Paris. — Qu'est-ce qui vous fait penser cela ? — Vos décorations. — Je sais ce qu'elles me coûtent ! — Comment ! il ne vous manque rien. — Je viens de boire à l'aide d'une main de bois.

Du reste, le capitaine de Fremond a fait quatre parties d'échecs avec une personne qui n'a pas remarqué que son adversaire était privé de ses deux mains.

Au mois d'août 1863, M. et Mᵐᵉ X... conduisirent chez M. Béchard leur jeune fille âgée de quatre ans et demi, dont l'avant-bras gauche avait éprouvé un arrêt de développement à quelques centimètres au-dessous du coude. Les parents pleins d'anxiété avaient à cœur de donner à leur enfant un appareil qui, par sa ressemblance avec la nature pût produire une illusion complète, quant à la forme. Quelle ne fut pas leur joie quand l'intelligent orthopédiste dit que non-seulement cette condition serait remplie, mais que de plus, la jeune fille pourrait se servir utilement de l'appareil, s'ils adoptaient pour elle mon système de bras artificiel.

Ce double but fut parfaitement atteint, car l'enfant sut tout de suite tirer parti de l'appareil de manière à devenir l'émule de ses petites compagnes : sauter à la corde en la tenant des deux mains, coudre, faire de la tapisserie, tout cela ne fut qu'un jeu pour cette charmante enfant, envers laquelle la nature avait été si prodigue d'intelligence.

Lorsque, dans son humeur toujours caressante, elle jetait ses bras autour du cou de ses parents, elle savait régler les mouvements de la main de bois de manière à ne pas produire de choc. C'était l'instinct de son bon cœur qui savait éviter un écueil auquel l'avait exposée l'inexpérience des premiers moments. La bonté d'âme de ses parents les avait empêchés de faire à cet égard une seule observation qui, du reste, eût été surperflue ; car une heureuse nature avait initié l'enfant à l'art d'adoucir toutes les aspérités, même celles d'une caresse.

Elle m'accueillait toujours avec une grâce enfantine, et semblait dire : Vous vous êtes occupé de moi, je m'amuse maintenant comme mes compagnes. . . . . Hélas ! deux ans après, elle n'était plus ; le petit ange était retourné au ciel. Elle a succombé à une cruelle maladie qui , à cette époque, mit le désespoir dans le cœur de tant de mères.

La douleur que je ressentis de cette perte me fit oublier combien j'avais fondé d'espoir sur un éclatant succès pour l'avenir.

En effet, que n'aurais-je pu espérer d'une intelligence si vive unie à une expérience qui aurait daté de la plus tendre enfance !

Parmi les autres applications que M. Béchard a faites, une des plus intéressantes est celle d'un bras artificiel au moyen duquel un prince polonais, qui a perdu l'avant-bras droit par un fait de guerre, écrit de manière à pouvoir remplir les fonctions de secrétaire d'une société de bienfaisance.

M. Béchard avait pu, grâce à la simplicité de mon principe, établir des prix bien inférieurs à ceux des mains artificielles inertes. Le modèle réunissait deux conditions importantes : utilité et bon marché.

C'était là un double progrès ; cependant l'appareil n'était pas encore à la portée de toutes les bourses.

Mon ambition n'était pas encore satisfaite. Que manquait-il pour qu'elle le fût complétement ?... un rien, et ce rien s'est trouvé à son heure, mettant la main artificielle à la portée du mutilé pauvre.

Main artificielle d'un seul bloc.

Dans le modèle précédent, les doigts étaient rapportés : dans la main d'un seul bloc j'ai imaginé de consacrer le fil du bois aux doigts, de sorte qu'ils se trouvent avoir les mêmes avantages que s'ils étaient rapportés, le travers fil étant dévolu à la paume de la main dont l'épaisseur donne une force de résistance plus que suffisante, même dans les conditions les plus défavorables.

Cette simplification de la main artificielle pouvait présenter une difficulté sérieuse au point de vue de la confection, ou plutôt à celui de la fourniture aux établissements hospitaliers.

Une main sculptée, une simple gaîne, était tellement en dehors des appareils fabriqués jusqu'alors pour la prothèse, que j'avais à craindre qu'aucun orthopédiste ne voulût s'en charger. Des tentatives faites auprès de certains industriels me firent penser qu'il serait nécessaire d'avoir recours à un ouvrier spécial, quand l'artilleur Foison me parla avec avantage de M. Fichot [1], fournisseur des bandages et des crochets employés à l'hôtel des Invalides : il me rendit un très-grand service, car non-seulement M. Fichot voulut bien se charger de confectionner l'appareil, mais encore il abonda pleinement dans

[1] Rue de Rivoli, 164.

mes vues humanitaires, avec un dévouement qui lui fait le plus grand honneur. Grâce à son désintéressement, ce bras artificiel est adopté pour les hôpitaux, par les ministres de la guerre [1], de la marine [2], et par le directeur général de l'assistance publique [3]. De plus, l'administration de la guerre l'accorde à tous les militaires pensionnés qui ont perdu un bras au service du pays, et l'assistance publique, aux amputés munis d'un certificat de bureau de bienfaisance.

L'importance de la prothèse du bras varie beaucoup selon la nature des amputés ; c'est chose intéressante de voir le premier usage auquel ils l'appliquent instinctivement : l'un saisit son chapeau, son foulard ; l'autre un crayon, un journal.

Une pauvre femme prit une plume aussitôt que le bras artificiel lui fut posé et écrivit — merci.

M. Bernis, amputé à l'avant-bras droit lors de la guerre de Crimée, est muni de l'appareil depuis six mois, et déjà il s'est habitué à écrire avec la main artificielle, quoique, pendant dix ans, il se soit servi, à cet effet, de la main gauche. Il m'a adressé et a bien voulu autographier la lettre suivante :

---

[1] Le 5 mars 1864, sur l'avis du Conseil de santé des armées.
[2] Le 5 décembre 1864, sur l'avis de l'inspecteur général du service de santé.
[3] Le 24 mars 1864, sur le rapport de M. le docteur Broca.

Monsieur le Comte,

J'accède avec empressement à votre désir d'avoir des spécimens de mes deux genres d'écriture : je commence donc cette lettre avec la main gauche naturelle et je la termine avec la main droite artificielle.

C'est à ce dernier mode que je donne la préférence, comme étant de beaucoup le plus expéditif ; ce qui pour moi est d'une très grande importance.

Quant aux autres services que me rend l'appareil de votre invention, je ne puis que répéter ce que disent les attestations que vous avez déjà reçues à cet égard, et vous remercier de la philanthropie dévouée dont vous avez fait preuve.

Veuillez agréer, Monsieur le Comte, mes salutations les plus respectueuses

Paris le 15 Octobre 1866.

L'auteur de cette lettre, jeune sous-officier, combattit vaillamment à la prise de Sébastopol, où il reçut successivement deux blessures qui n'arrêtèrent point son élan. Une troisième balle vint lui fracasser le poignet droit. Ces faits, dûment attestés par ses états de service, n'ont pas besoin de commentaire ; ils parlent assez haut d'eux-mêmes.

M. Fichot a fourni un grand nombre de ces appareils aux amputés de Paris et de la province, et il a constamment fait preuve de ce tact intelligent qui lui a assuré tant de succès dans les autres branches de sa fabrication.

Pour les travaux qui sont faits avec un certain degré de luxe, il subit encore l'influence de ses habitudes charitables ; aussi ai-je vu plusieurs personnes ajouter d'elles-mêmes au prix qu'il demandait. Je citerai entre autres un général russe qui m'interpella lorsque M. Fichot lui demanda soixante-cinq francs pour un bras artificiel qu'il lui avait fait, et auquel il avait consacré beaucoup de temps. Je répondis que je ne pouvais, en aucune manière, m'occuper de la question d'argent, à laquelle j'étais complétement étranger sous tous les rapports ; alors le général, au lieu des soixante-cinq francs demandés, en donna cent cinquante.

Je terminerai mes observations sur le bras artificiel à

main d'un seul bloc, en invoquant le témoignage de la science : **M. Demarquay**, dans son savant article sur l'avant-bras (*Dictionnaire de médecine et de chirurgie pratiques*), dit qu'il a vu des amputés porteurs de l'appareil (de Beaufort) s'en louer infiniment, et il ajoute, après en avoir fait la description : « Indépendamment de ces avantages qui « permettent au malade de corriger la difformité, de pren- « dre son chapeau, des papiers, un verre et le porter à sa « bouche, tenir une fourchette pour découper, coudre, « porter un parapluie, etc., etc., il faut encore signaler la « modicité de son prix.

« Disons, enfin, que les appareils prothétiques de Beau- « fort ont été introduits dans le matériel chirurgical des « hôpitaux ..... »

Bras artificiel pour amputation au-dessus du coude.

Au mois de mai 1864, je fis un bras artificiel pour une pensionnaire de l'hospice de la Salpétrière, Mlle A... G... amputée au-dessus du coude par M. Larrey fils, en 1840.

Je reliai deux gaînes par un coude en bois auquel j'adaptai un cliquet, au moyen duquel l'avant-bras put être fixé à un angle droit, ou légèrement aigu, relativement à l'humérus, fournissant ainsi un point d'appui utile, lorsqu'on veut soulever un poids ou exercer une pression sur un corps résistant, c'est-à-dire porter un panier, se servir d'une fourchette pour s'aider à découper, etc., etc.

Je pouvais produire, à volonté, l'élévation de l'avant-bras au moyen d'un tirage spécial ; mais, pour obtenir ce résultat, il fallait, dans l'agencement, dans l'application de l'appareil, un certain degré de perfection, ce qui était en opposition avec le but que je me proposais. Je subordonnai donc l'élévation et l'abaissement de l'avant-bras artificiel à l'action de la main naturelle ; du reste, n'y a-t-il pas tout avantage à ce que la main soit fixée dans la position utile pour le travail ?

Un tirage met l'appareil dans les conditions nécessaires pour la prise d'un objet, au moyen d'un fil de traction qui, attaché au pouce, passe sous le coude, longe l'humérus, glisse dans une passe de la courroie par laquelle l'appareil est assujetti au corps, et vient enfin aboutir au-devant de la ceinture. La gaîne inférieure du bras est en tôle d'une épaisseur à peu près égale à celle d'une feuille de papier fort. Étant vissée au coude et au poignet, elle forme tube et présente ainsi une grande force de résistance et une légèreté remarquable.

L'emploi de la tôle n'a été qu'un essai qui, du reste, a donné d'excellents résultats ; mais en pratique, la gaîne de l'avant-bras, comme celle de l'humérus, est faite en cuir épais.

Le bras mécanique à coude artificiel ne se prêtant qu'aux petits travaux tels que couture, etc., est plus utilement applicable aux femmes qu'aux hommes. En tout état de cause, il dissimule la mutilation avec le moins de dépense possible.

Cet appareil dont j'ai confié l'exécution à **M.** Fichot a été adopté par l'Administration de l'assistance publique, le 12 novembre 1864, sur le précieux témoignage de **M.** le Docteur Broca.

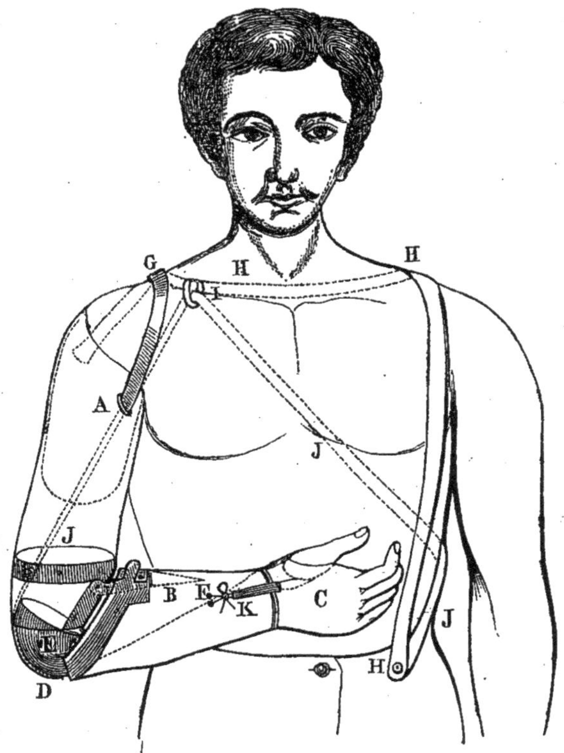

Figure 7.

AB gaînes ordinaires.

C main d'un seul bloc de bois de tilleul à pouce articulé.

D coude en bois léger, à l'exception de la partie en bois dur dans laquelle pivote le cliquet et qui a environ 1 centimètre d'épaisseur sur 6 de longueur.

E charnière du coude.

F cliquet.

G étrier en cuir doux assujettissant mieux l'appareil que le prolongement de la gaîne qui, dans les modèles ordinaires emboîte l'épaule.

H H H courroie pour fixer l'appareil au corps ; elle peut être remplacée par une courroie à boucle attachée à la gaîne supérieure et passant sous l'aisselle du côté opposé.

I passe.

JJJ tirage.

K ressort en caoutchouc.

Le coude, au lieu d'être à tenon et à mortaise comme dans le premier cas, est composé de deux morceaux de bois réunis par deux petites charnières fixées à un angle de 45 degrés environ. Le morceau de bois auquel est vissé l'avant-bras, se termine en portion de boule à la partie figurant le coude, afin de remplir l'intervalle entre les deux gaînes lorsque le bras se fléchit.

Un cliquet formé d'une languette de bois dur est réuni par un pivot au morceau de bois auquel est vissée la gaîne supérieure. Il glisse dans une fente du morceau inférieur traversée par une cheville à laquelle il s'accroche lorsque l'avant-bras fait un angle droit avec l'humérus ; car il présente à sa partie inférieure, un plan incliné qui, dans l'ascension, presse sur un ressort en caoutchouc fixé au-dessous de la cheville transversale. Il se trouve renfermé dans la gaîne inférieure pendant la flexion du bras ; dans l'extension, il est recouvert d'un morceau de cuir fixé à la gaîne supérieure de manière à se conformer aux mouvements de l'avant-bras et à empêcher des parties de vêtement de s'engager entre les gaînes.

S'il est essentiel d'obtenir le plus grand degré de légèreté possible, le coude en bois est remplacé par de petits montants en métal ; le cliquet est fixé à la gaîne de l'humérus ; son extrémité inférieure formant crochet, traverse la gaîne de l'avant-bras, quand celle-ci est relevée, et s'engage enfin dans une rondelle en bois léger. Pour dégager l'avant-bras, il suffit d'agir sur la partie du cliquet faisant saillie sur la gaîne inférieure.

Bras artificiel pour désarticulation du coude.

Le modèle qui vient d'être décrit est applicable à la désarticulation du coude. Dans ce cas le cliquet est extérieur et se compose d'une languette de métal qui, pivotant à sa partie inférieure, et portant une coche à sa partie supérieure taillée en biseau, s'accroche, dans la flexion du bras, à un bouton fixé au montant de la gaîne de l'humérus, vers lequel il est sollicité par un ressort.

M. le docteur **J. Roux**, directeur du service de santé à Toulon, a publié récemment une brochure ayant pour titre : *Leçon de clinique chirurgicale sur la désarticulation du coude.*

Il cite deux marins qu'il a opérés avec un plein succès, et auxquels il a appliqué deux bras artificiels accordés, sur sa demande, par **M.** le ministre de la marine, et confectionnés par **M.** Fichot.

Le savant professeur fait figurer dans sa notice les photographies des deux marins et des appareils, et il termine en disant :

« Depuis plusieurs mois nos deux opérés ont pu être
« pourvus d'avant-bras artificiels de l'invention de **M.** le
« comte de Beaufort.

« Cet appareil prothétique a le triple avantage de mas-
« quer la difformité produite par l'ablation d'une partie du
« membre, de permettre les mouvements de flexion et d'ex-
« tension de l'avant-bras, enfin de faire bénéficier le blessé
« de l'action la plus importante de la main, l'opposition du
« pouce dont l'écartement et le rapprochement se font à
« l'aide d'un mécanisme aussi simple qu'ingénieux. »

Bras artificiel pour désarticulation de l'épaule.

Pour rendre l'appareil qui vient d'être décrit applicable à la désarticulation de l'épaule, il suffit d'y ajouter une bande de tôle qui, fixée à la partie supérieure de la gaîne de l'humérus, se plaque contre le corps et s'y trouve maintenue par une courroie. En reliant cette bande de tôle, par une attache, à la partie antérieure de la ceinture, ou du vêtement, l'appareil est susceptible d'un mouvement en avant, de manière à n'être rigide qu'au point où la résistance est utile.

Une seconde courroie, attachée à la partie supérieure de la gaîne, fixe au corps ce moyen de prothèse, qui a presque l'utilité du modèle précédent; car il met une personne désarticulée de l'épaule à même de porter un objet dans une position déterminée, d'appuyer avec une fourchette, de tenir une étoffe pour coudre, etc., etc.

Du reste, dans le cas d'une amputation simple, il ne faut pas considérer une main artificielle comme devant remplacer la main naturelle perdue : elle vient seulement en aide à celle qui reste; ainsi quand, au moyen de la prothèse, on tient un livre, un cigare, etc., etc., la main naturelle conserve sa liberté d'action.

J'ai fait confectionner plusieurs de ces appareils par M. Fichot, pour les ministères de la guerre et de la marine.

Différents systèmes pour produire l'action du pouce.

Il y a diverses manières de mettre la main artificielle à même de saisir ou d'abandonner un objet ; on peut donc adopter le système qui se prête le mieux aux conditions de l'amputé.

Le principe est le même dans tous les cas ; il consiste à rendre le pouce solidaire d'un mouvement du corps par l'intermédiaire d'une bande ou courroie fixée par une de ses extrémités au pouce, et par l'autre, à une partie de vêtement ou à l'épaule.

Dans l'exemple cité à la page 62, la corde de traction soumise à l'action des deux omoplates est affectée par le moindre mouvement du corps. Si, fixée à la ceinture, la courroie, après avoir pris le dos en écharpe, passe pardessus l'épaule, l'effet, tout en étant moindre qu'avec le système précédent, suffit pour la pratique ordinaire, car le dos en se voûtant produit sur la courroie une traction qui fait ouvrir le pouce.

Ce mode est applicable au bras artificiel automoteur, parce qu'il ne gêne nullement les mouvements qui déterminent l'élévation de l'avant-bras.

Le tirage cité page 80 diffère des précédents en ce que la bande de traction glisse dans une passe fixée sur la courroie qui assujettit l'appareil au corps. Ce système convient aux cas d'amputation faite au-dessus du coude quand le principe automoteur n'est pas employé.

Lorsque l'amputé a conservé l'articulation du coude, et que le moignon est d'une certaine longueur, l'action sur le pouce peut se produire au moyen d'un étrier terminant la bande de traction et embrassant l'épaule saine (page 68) : le mouvement du corps est alors moins utile que dans le cas d'amputation au-dessus du coude, ordinairement même on n'y a pas recours.

La corde de traction, au lieu de glisser dans une coulisse, peut encore être laissée libre, de manière à longer le bras ou à passer sous le coude, à la volonté de l'amputé qui règle ainsi la tension de la corde, selon l'occasion.

Les points par lesquels la bande de tirage se relie au corps n'ont rien d'absolu ; chacun peut les déterminer à sa guise.

L'écartement du pouce peut encore être produit à l'aide

d'un petit levier qui est placé près du coude, sur la gaîne, et auquel est fixée la corde de traction.

Le moignon, en se rapprochant du corps, pèse sur l'extrémité supérieure du levier, l'abaisse, et détermine ainsi l'action du pouce.

Petits appareils pour emploi de fourchette, couteau, etc., etc.

Lorsqu'il s'agit non-seulement de saisir des objets, mais encore d'exercer sur eux une certaine pression, la résistance du ressort en caoutchouc peut n'être pas suffisante ; il est nécessaire, en ce cas, d'avoir recours à des appareils spéciaux.

Un manche, remplissant l'intervalle entre le pouce et les doigts à demi fléchis, et portant à sa convexité inférieure un anneau fixe qui reçoit le pouce, et à sa convexité supérieure un taquet qui vient buter contre l'index, peut tenir solidement un couteau, une fourchette, une lime, un marteau, un outil quelconque.

A la rigueur, l'anneau peut être remplacé par un second taquet s'appuyant contre l'intérieur du pouce, mais la solidité est alors moins grande ; car l'anneau a pour but d'obvier à l'ébranlement latéral que produirait un effort supérieur à la résistance du ressort.

Pour l'agencement d'une fourchette ordinaire, un manche spécial avec une rainure oblique recouverte d'une languette de bois à pivot, remplit toutes les conditions voulues pour maintenir l'instrument ; car la force du ressort de la main artificielle oppose à la pression une résistance suffisante. La rainure est pratiquée à la face extérieure du manche, et donne à la fourchette la direction utile pour prendre et pour porter à la bouche.

Ce manché est applicable à la cuiller ordinaire, mais on arrive promptement à s'en passer, car il est facile de tenir l'instrument en équilibre entre le pouce et les doigts, son emploi n'exigeant aucune force.

L'appareil, du reste, n'est destiné qu'aux personnes privées des deux mains. Lorsqu'il ne s'agit que d'avoir un point d'appui pour découper, il suffit de placer la partie supérieure de la fourchette entre les premières phalanges de l'index et du médius, le milieu du dos de la fourchette bute alors contre l'intérieur du pouce, et on obtient ainsi une grande force de résistance. On peut encore passer le manche de la fourchette entre les dernières phalanges de l'index et du médius, et en faire porter l'extrémité supérieure contre la face extérieure du pouce.

Crochet-pince.

Pour certaines occupations, le crochet antique offre des avantages que ne présente pas la main artificielle ; car il peut porter des objets dont le poids n'est limité que par les forces de l'amputé ; aussi ai-je voulu le perfectionner en y ajoutant un appendice en bois articulé à une extrémité et s'arc-boutant à l'autre contre le crochet vers lequel il est fortement attiré par un ressort en caoutchouc, remplissant ainsi les fonctions du pouce de la main artificielle.

Ce nouvel appareil que je nomme crochet-pince, parce qu'il peut soulever, porter un poids considérable, et saisir un objet, appelle l'attention sur la difformité ; aussi n'est-il applicable qu'au laboureur ou au manœuvre. L'ouvrier doit aussi en tirer parti, car il y trouve le moyen d'utiliser ses forces de différentes manières. Il peut, du reste, après avoir terminé le travail du jour, laisser à l'atelier, ou à l'usine, le disgracieux appareil.

L'apparence la plus modeste cache souvent un germe d'utilité ; tel est l'avis de M. le docteur Verneuil qui a bien voulu quitter un instant les hautes régions de la science, pour s'occuper de cet humble moyen de prothèse. Le rapport qu'il en a fait à la Commission des médicaments et remèdes nouveaux, en a déterminé l'adoption par l'Assistance publique, le 10 août 1866.

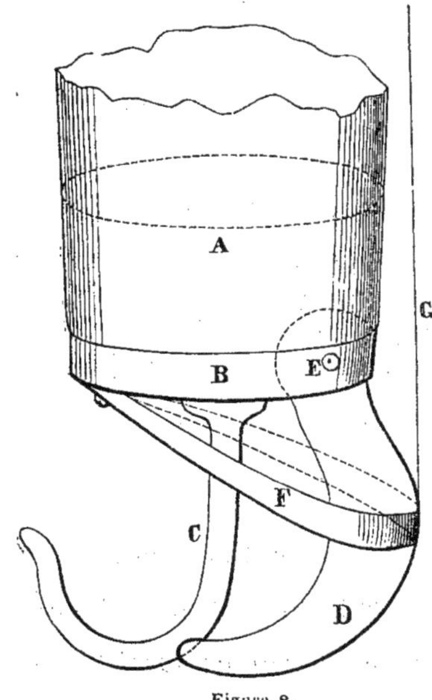

A. Gaîne en cuir fort.

B. Rondelle en bois dur fixée dans la gaîne par des vis.

C. Crochet ordinaire.

D. Croc en bois dur pivotant en E.

F. Ressort en caoutchouc sollicitant le croc D contre le crochet C.

G. Corde de tirage.

Figure 8.

Le crochet-pince peut être substitué à la main artificielle sans qu'il y ait lieu de modifier la gaîne, quelle que soit la nature de la mutilation.

Appareils pour les conformations anormales produites par l'arrêt de développement des membres.

Lorsque les jambes et les bras n'ont pas reçu de la nature leur entier développement, ils peuvent être traités par la prothèse, comme s'ils avaient subi des amputations. Ils ont même sur ces derniers cas l'avantage de ne pas présenter de points douloureux.

J'ai cité page 42 un jeune homme dont le membre inférieur se terminait en ce que l'on appelle communément un pied de biche. Il a pu, à l'aide d'un appareil fabriqué par M. Béchard, marcher sans boiter.

J'ai mentionné aussi deux cas d'hémimélie thoracique : 1°, page 56, une dame munie d'un bras artificiel automoteur ; 2°, page 72, une jeune fille qui se servait d'un avant-bras artificiel avec une intelligence et une adresse extrêmes.

M. X..., dont le bras gauche présente les mêmes conditions que les deux cas précédents, s'est fait faire à l'âge de cinquante ans, par M. Fichot, un avant-bras artificiel dont il a pu se servir utilement dès les premiers moments, quoiqu'il n'eût pas, jusqu'alors, eu recours à la prothèse.

Les principaux avantages qu'il y trouve, relativement à ses occupations journalières, sont d'assujettir le papier sur lequel il écrit, et de pouvoir faire, avec prestesse, des rouleaux composés de vingt pièces d'un franc.

Le 18 janvier 1865, j'ai présenté à la Société de chirurgie un jeune homme né-avec une anomalie de la main gauche.

La *Gazette des hôpitaux*, en rendant compte de cette séance, dit :

« C'est un cas d'ectrodactylie, où le métacarpe et le pouce sont enfermés dans une poche de peau qui permet cependant au pouce de fléchir d'une manière sensible. Le poignet exécute complétement les mouvements de pronation et de supination.

« En faisant confectionner, par M. Fichot, une main artificielle, M. de Beaufort a eu recours à son principe de doigts rigides et de pouce mobile, principe dont il a présenté des modèles à la Société de chirurgie, le 28 novembre 1855 et le 3 mars 1858 [1].

« La simplicité de cette invention a le double avantage d'empêcher toute déperdition de force dans la préhension des objets, et d'établir un bon marché sans précédent en orthopédie.

« L'inventeur a fait creuser, dans une de ses mains artificielles, une cavité pour recevoir la main rudimentaire ;

---

[1] Le compte rendu de 1855 ayant été fautif à cet égard, rectification a été faite en 1858.

une couverture en cuir embrasse la surface dorsale de la main ; deux languettes rattachent la main artificielle à un bracelet qui entoure le poignet.

« Une corde de traction attachée au pouce, glisse dans une passe fixée au bracelet, ainsi que dans une autre passe d'un second bracelet, qui prend le bras à la hauteur du coude.

« La corde de traction se termine en une embrasse qui contourne l'épaule droite.

« Un mouvement du bras, ou même un simple renverse-ment du poignet, suffit pour produire le mouvement du pouce, en surmontant la résistance d'un ressort en caout-chouc, qui tend à le maintenir pressé contre l'index et le médius.

« Le jour même où ce jeune homme fut muni de l'appa-reil, il put s'en servir avec facilité, levant un poids d'un kilogramme.

« Cette main artificielle, dont la simplicité est extrême n'est susceptible d'aucun dérangement, son prix de revient est de quelques francs seulement. »

J'ai aussi fait appliquer, dans différentes circonstances, des portions de main artificielle rigide à des cas de muti-lation dans lesquels une partie des doigts avait été con-servée.

Dates des adoptions officielles de mes appareils.

MINISTÈRE DE LA GUERRE.

Pied artificiel à base convexe, 9 juin 1851.

Bras automoteur, 17 avril 1860.

Bras artificiel à main utile, 5 mars 1864.

ADMINISTRATION DE L'ASSISTANCE PUBLIQUE.

Avant-bras à main utile, 24 mars 1864.

Bras entier à main utile, 12 novembre 1864.

MINISTÈRE DE LA MARINE.

Pied à base convexe et bras artificiel, 5 décembre 1864.

ADMINISTRATION DE L'ASSISTANCE PUBLIQUE.

Jambe de bois articulée, 14 décembre 1865.

Crochet-pince, 10 août 1866.

CONCLUSION.

BIBLIOTHÈQUE IMPÉRIALE

La prothèse des membres a fait, depuis quelques années, de grands progrès au point de vue de l'imitation de la forme naturelle, et de la fabrication ; sous ce dernier rapport, les perfectionnements futurs porteront principalement, je crois, sur les matériaux à employer. Si, par exemple, l'aluminium pouvait être obtenu au même prix que les métaux communs, il en résulterait pour les membres artificiels un nouvel élément de force et de légèreté.

Les appareils, à l'exception du crochet et de la jambe de bois, étaient du ressort d'une industrie importante qui, par la recherche de ses procédés, par le fini de sa fabrication, avait des tendances artistiques.

Je me suis efforcé d'imprimer une nouvelle direction

aux travaux orthopédiques, en les transportant dans les plus modestes ateliers.

Aujourd'hui, les pauvres reçoivent les mêmes secours de la prothèse que les riches. Bien plus, ces derniers vont parfois chez le fournisseur du prolétaire ; car là, ils trouvent des appareils simples, par conséquent solides et d'une efficacité réelle.

Voyez ce général russe qui désire avoir le bras artificiel du pauvre, mais qui veut le payer le prix du riche. (Page 77.)

Le nombre des amputés est plus grand qu'on ne le croit généralement. L'industrie fait beaucoup de victimes. Les désastres qu'elle occasionne ont lieu d'ordinaire sur une échelle fort restreinte, mais ils se produisent d'une manière constante. La guerre procède, au contraire, par intervalles et par masses. Les journaux du mois de juillet dernier ont annoncé que le gouvernement américain a fait l'acquisition de **3,784** jambes artificielles et de **2,134** bras pour les invalides de l'armée.

L'administration des États-Unis se préoccupe dignement du sort des pauvres mutilés.

Chaque soldat américain qui a subi une amputation au

membre inférieur a droit [1] à une jambe artificielle du prix
de 390 francs (75 dollars) somme supérieure à celle que
coûtent les jambes artificielles ordinaires en France ; et s'il
désire avoir un modèle dont la cheville pivote sur une
boule de manière à donner tous les mouvements du pied
naturel, il lui est alloué 390 francs comme appoint des 624
(120 dollars) que coûte une jambe de ce dernier système.

Les appareils de mon invention, fournis aux administra-
tions hospitalières par M. Fichot, sont en moyenne d'un
prix dix fois moindre que celui des appareils ordinaires ou
de luxe.

Il est, je crois, avantageux pour le convalescent pauvre
de recevoir un modèle efficace, solide et à bon marché,
qu'il puisse renouveler quand il sera livré à ses propres
ressources.

Qu'il me soit permis de rendre ici hommage aux admi-
nistrations publiques qui accueillent avec tant d'empressement les découvertes capables de soulager l'humanité
souffrante.

L L. E Exc. les ministres de la guerre et de la marine,
et monsieur le directeur de l'administration générale de
l'assistance publique ont prouvé, par la bienveillance avec
laquelle ils ont accueilli mes efforts que toutes les ques-

[1] « *Artificial legs and arms*, » par le Dr Douglas Bly, page 7.

tions humanitaires, ont pour eux un puissant attrait : ainsi Son Excellence le ministre de la guerre m'écrivait le 17 avril 1860 :

« Monsieur le comte, le conseil de santé des armées
« m'a adressé un rapport des plus favorables sur les avan-
« tages de votre ingénieux système de bras artificiel.

« Le conseil estime que cet appareil de prothèse peut
« être fort utile aux amputés de l'armée, en ce sens que
« fixé seulement au moignon, et sans prendre de point
« d'appui sur le tronc, il fait exécuter au bras la série des
« mouvements naturels de flexion, d'extension, d'éléva-
« tion, et d'abaissement; mouvements qui se font avec
« d'autant plus de facilité que le mécanisme qui les pro-
« duit est des plus simples.

« D'après ces considérations, le conseil de santé est
« d'avis que le bras artificiel de votre invention, et dont
« vous faites l'abandon à l'industrie privée, soit accordé
« aux militaires qui en feront la demande.

« J'accéderai, en ce qui dépendra de moi, à ces conclu-
« sions, et je ne terminerai pas sans vous remercier vive-
« ment d'un progrès qui promet de devenir un soulage-
« ment et un bienfait pour nos blessés.

« Recevez, etc. »

L'administration hospitalière de la ville de Paris est même allée au-devant de mes désirs, car M. Husson m'a fait l'honneur de m'adresser la lettre suivante.

Paris le 7 décembre 1864.

« Monsieur le comte,

« J'ai communiqué à la commission des médicaments et « remèdes nouveaux les deux rapports présentés par M. le « docteur Broca sur votre appareil destiné aux amputés du « bras, qu'il a été chargé d'expérimenter dans son service.

« D'après les conclusions favorables de ces rapports, et « l'avis unanime des membres de la commission, je viens « d'autoriser MM. les chirurgiens des hôpitaux à appliquer, « dans les cas d'amputation du bras, votre nouvel appareil...

« Je dois encore, M. le comte, vous faire part du vœu « émis par la commission, pour l'expérimentation de vos « appareils propres à remplacer les membres inférieurs « dans la station et dans la marche...

« Agréez, etc. »

Chercher ainsi, par une noble initiative, les inventions qui peuvent adoucir la gêne ou la souffrance du pauvre n'a pas besoin d'éloge ; car la charité résume tout.

La sollicitude dont M. Husson a fait preuve, en introduisant mes modestes appareils dans les hôpitaux, atteste combien il est à la hauteur de son mandat, et contribuera, j'espère, à graver profondément les traces de son administration si éclairée.

On m'accusera, peut-être de ne trouver que des éloges pour ceux que j'ai occasion de citer; ma justification est bien simple : je ne parle pas de ceux dont j'ai eu à me plaindre.

Il est impossible de sortir de la voie tracée par la routine, sans blesser certaines susceptibilités, sans léser certains intérêts.

Les sacrifices de temps et d'argent sont quelquefois imputés à mal. Comment croire que l'intérêt ne soit pas le mobile de celui qui s'occupe de bras et de jambes mécaniques !

Le charme du succès est le même dans toutes les luttes ; et quand l'espoir de faire quelque bien s'y ajoute encore, n'y a-t-il pas là un stimulant capable de faire oublier tout ce qui est en dehors de cette double jouissance ?

Ma tâche est maintenant remplie : la prothèse fournit actuellement, pour tous les cas d'amputation de la jambe et du bras, des appareils mis à la portée de ceux qui, dans leur malheur, ne peuvent pas demander à la fortune les palliatifs de leur mutilation ou de leur difformité.

Une des plus vives satisfactions que j'aie recueillies de mes travaux d'amateur, c'est le témoignage écrit et particulièrement flatteur dont plusieurs princes de la science, MM. Louis, Larrey, Nélaton et Cloquet ont bien voulu les honorer.

Je ne puis résister au désir d'adresser des remercîments sincères à MM. les chirurgiens qui m'ont prêté leur généreux appui, soit par des rapports officiels aux sociétés savantes, soit par des comptes rendus dans des ouvrages scientifiques, et je cite avec reconnaissance MM. Hutin, Hervé de Lavaur, Herpin, Costello, Debout, Demarquay, Broca, Verneuil, J. Roux et le baron Larrey. Si je termine cette liste par celui qui porte dignement un nom doublement célèbre par la science, et par le caractère personnel, c'est que M. le baron Larrey s'est toujours intéressé à mes travaux. Quand un inventeur rencontre une sympathie encourageante, il poursuit ses recherches avec ardeur, et met à profit toutes les indications du hasard qui joue un si grand rôle dans les inventions.

FIN.

TABLE DES MATIÈRES

PREMIÈRE PARTIE.

FIN DE LA TABLE.

Paris. — Imprim. PAUL DUPONT, rue de Grenelle-Saint-Honoré, nº 45.

www.ingramcontent.com/pod-product-compliance
Ingram Content Group UK Ltd.
Pitfield, Milton Keynes, MK11 3LW, UK
UKHW022037170726
13837UKWH00002B/647

RECHERCHES

SUR LA

PROTHÈSE DES MEMBRES

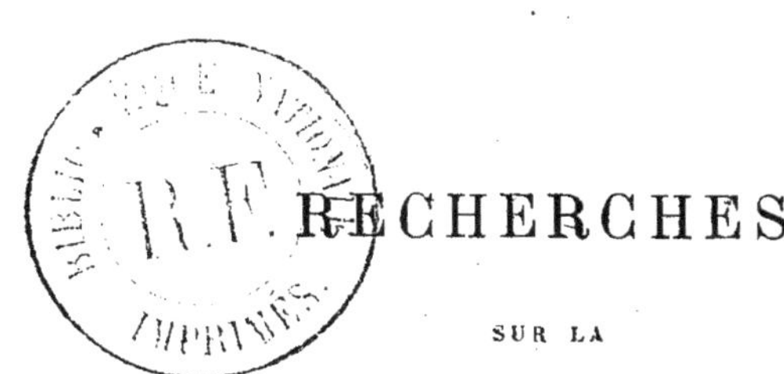